LES ACTUALITÉS MÉDICALES

Dᴿ G. MILIAN

Traitement de la Syphilis

Par le 606

J.B. BAILLIÈRE & FILS

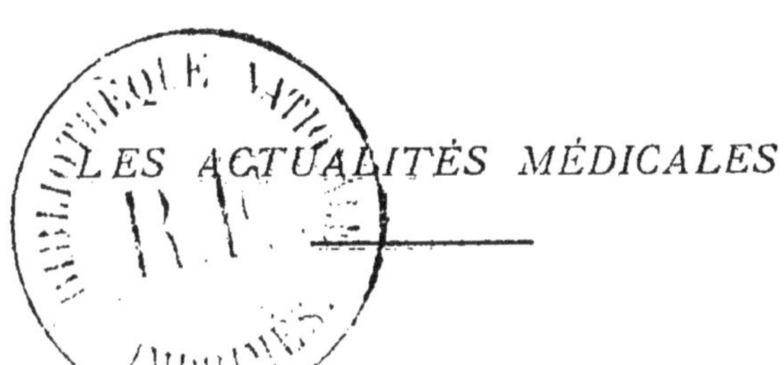

Traitement de la Syphilis

Par le 606

(PRÉPARATIONS ET DOSES)

LES ACTUALITÉS MÉDICALES

Collection de volumes in-16, de 96 pages, cartonnés. Chaque volume : 1 fr. 50

APERT. *Les Enfants retardataires.*
— *La Goutte et son traitement.*
AUVRAY. *Diagnostic de l'appendicite.*
BARBIER et ULMANN. *La Diphtérie.*
BÉCLÈRE. *Les Rayons de Röntgen et le Diagnostic des Maladies*, 3 vol.
BORDIER. *Les Rayons N et les Rayons N_1.*
BOUFFE DE SAINT-BLAISE. *Les Auto-intoxications de la grossesse.*
BRAQUEHAYE. *La Gastrostomie.*
BROUARDEL. *Les Accidents du travail.* 2e éd.
CARNOT. *Les Régénérations d'organes.*
CATHELIN. *Le Cloisonnement vésical.*
CERNÉ et DELAFORGE. *La Radioscopie clinique de l'estomac.*
CHANTEMESSE et BOREL. *Mouches et Choléra.*
— *Moustiques et Fièvre jaune.*
CHAVANNE. *Le traitement de la Surdité.*
CHIPAULT. *Chirurgie nerveuse d'urgence.*
CLAUDE. *Cancer et Tuberculose.*
COLLET. *L'Odorat et ses Troubles.*
COURMONT et DOYON. *Le Tétanos.*
DELHERM et LAQUERRIÈRE. *L'Ionothérapie électrique.*
DENY et CAMUS. *Les Folies intermittentes.*
DENY et ROY. *La Démence précoce.*
DOR. *La Fatigue oculaire.*
EMERY. *Le Traitement de la syphilis.* 2e édit.
ENRIQUEZ et SICARD. *Les Oxydations de l'Organisme.*
FROUSSARD. *Le Traitement de la Constipation.* 2e édit.
GAREL. *Le Rhume des Foins.*
GASTOU. *L'Ultramicroscope.*
— *Les Maladies du Cuir chevelu.* 2e éd.
— *Hygiène du Visage.*
GASTOU et GIRAULD. *Diagnostic de la Syphilis.*
GAULTIER. *Technique de l'exploration du Tube digestif.*
— *Calculs biliaires et Pancréatites.*
— *Les Dilatations de l'Estomac.*
— *Les Opsonines.*
GILBERT et LION. *La Syphilis de la Moelle.*
GILLES DE LA TOURETTE. *Les Myélites syphilitiques.*
— *Le Traitement de l'Épilepsie.*
GOUGET. *L'Artériosclérose et son traitement.* 2e édit.
GRASSET. *Diagnostic des Maladies de la Moelle.* 3e édit.
GRASSET. *Diagnostic des Maladies de l'Encéphale.* 2e édit.

GUISEZ. *Trachéobronchoscopie et Œsophagoscopie.*
HORAND. *Syphilis et Cancer.*
JOUAUST. *Les Traitements des Entérites*
KEIM. *Les Médications nouvelles en obstétrique.*
LABBÉ (H.). *Les Médications reconstituantes.*
— *La Diathèse urique.*
LABBÉ (M.). *Le Cytodiagnostic,* 2e édit.
— *Le Sang,* 2e édit.
LANNOIS et POROT. *Les Thérapeutiques récentes dans les Maladies nerveuses.*
LEFAS. *La Technique histo-bactériologique moderne.*
LEGUEU. *Le Rein mobile.*
LE NOIR. *L'Obésité et son traitement.*
LÉPINE. *Le Diabète.* 2 vol.
LÉVY et BAUDOIN. *Les Névralgies et leur Traitement.*
LIPPMANN. *Le Pneumocoque.*
MARFAN. *Le Rachitisme.*
MAUBAN. *L'Arthritisme.*
MOSNY. *La Protection de la santé publique.*
MOUCHET. *Chirurgie intestinale d'urgence.*
NATTAN-LARRIER. *Les Médications préventives.*
NICOLAS et JAMBON. *Hygiène de la peau et du cuir chevelu.*
OPPENHEIM et LŒPER. *La Médication surrénale*
PAUCHET. *Chirurgie des Voies biliaires.*
PÉHU. *L'Alimentation des enfants malades.*
POUSSON. *Traitement chirurgical des Néphrites médicales.*
RÉGNIER. *La Mécanothérapie.*
— *Radiothérapie et Photothérapie.*
RICHE. *Les États neurasthéniques.*
SACQUÉPÉE. *Les Empoisonnements alimentaires.*
SAINTON et DELHERM. *Les Traitements du Goitre exophtalmique.*
SÉZARY. *Tuberculinothérapie et sérothérapie antituberculeuse.*
TEISSIER. *Les Albuminuries curables.*
TERRIEN. *Thérapeutique oculaire.*
TRIBOULET et COYON. *Le Rhumatisme articulaire aigu en bactériologie.*
VASCHIDE et PIÉRON. *Psychologie du Rêve.*
VILLEMIN. *Le Canal vagino-péritonéal.*
WIDAL et JAVAL. *La Cure de Déchloruration,* 2e édit.
ZIMMERN. *La Fulguration.*
ZIMMERN et TURCHINI. *Courants de haute fréquence et d'Arsonvalisation.*

Traitement de la Syphilis

Par le 606

(PRÉCAUTIONS ET DOSES)

PAR

LE Dr G. MILIAN

MÉDECIN DES HÔPITAUX DE PARIS

Avec figures.

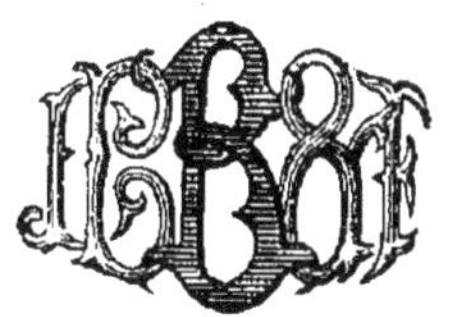

PARIS

LIBRAIRIE J.-B. BAILLIÈRE ET FILS

19, RUE HAUTEFEUILLE, 19

1912

TRAITEMENT DE LA SYPHILIS

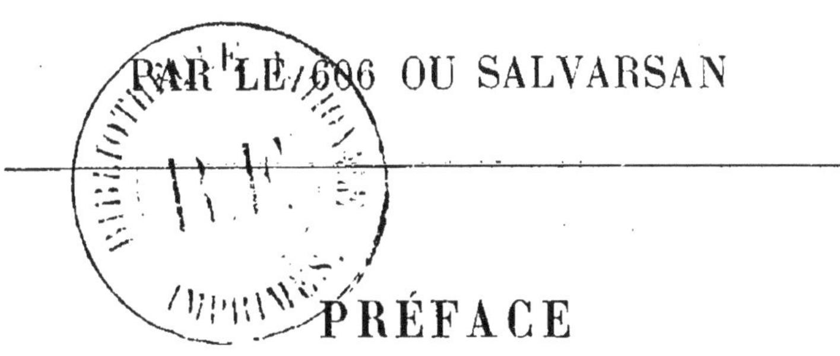

PAR LE 606 OU SALVARSAN

PRÉFACE

Ce petit livre ne peut avoir l'ambition de traiter en entier la vaste question du 606. Il est une ACTUALITÉ MÉDICALE, c'est-à-dire une petite tranche de médecine vivante, reflétant la préoccupation du moment.

Or, dans le 606, la question n'est plus de savoir si on doit ou non l'employer, mais seulement dans quelles conditions cet emploi doit être fait : à quelles doses et avec quelles précautions.

C'est, dans ce but, qu'en septembre dernier je fis une *conférence* à l'hôpital Saint-Louis. C'est elle que je publie ici en y joignant en tête quelques *préliminaires* rendus indispensables par les événements du jour et en la faisant suivre de la *technique des injections intra-veineuses*, ce qui constitue un bagage à peu près suffisant pour s'embarquer dans la pratique du 606.

G. MILIAN.

Paris, 4 novembre 1911.

PREMIÈRE PARTIE

PRÉLIMINAIRES

En Europe, en Amérique, en Afrique, dans le monde entier, l'ensemble des médecins s'accorde aujourd'hui à reconnaître l'extraordinaire efficacité du remède d'Ehrlich, dans le traitement de la syphilis. Tous ou presque tous s'accordent à reconnaître la supériorité du 606 sur le mercure et reconnaissent qu'il s'agit là d'un « spécifique » incomparable, d'une sûreté aussi grande, sinon plus grande que la quinine dans la fièvre intermittente ou que le salicylate de soude dans le rhumatisme articulaire aigu.

Il suffit d'avoir un peu observé pour en être convaincu et chacun connaît aujourd'hui les avantages considérables de ce médicament.

Tous les accidents de la syphilis, chancre, plaques muqueuses, ulcérations, gommes, périostoses, etc., guérissent avec une merveilleuse et étonnante rapidité.

Il suffit de 4 jours pour faire disparaître les

plaques muqueuses, c'est-à-dire l'accident le plus effroyablement contagieux de la syphilis. Elles fondent comme la neige au soleil. Or, il faut des semaines, pour arriver à ce résultat, lorsqu'on emploie le mercure qui souvent même est sans action.

Les *ulcérations gommeuses* guérissent en peu de jours, alors qu'elles réclament 3 ou 4 semaines avec le mercure. Les deux photographies ci-contre en sont un remarquable témoignage.

La puissance de ce médicament éclate dans le fait qu'il suffit d'ordinaire d'une ou deux injections pour guérir des lésions souvent très rebelles, que des séries d'injections mercurielles n'étaient pas parvenues à modifier. J'ai toujours le souvenir d'un homme atteint d'une onyxis rebelle, extrêmement douloureuse, et qui avait reçu sans le moindre résultat, 174 injections de benzoate de mercure en 8 mois. Les douleurs étaient devenues telles que le malade était dans l'impossibilité de se servir de ses mains : il avait dû renoncer à sa profession et se trouvait dans une situation proche de la misère. Il reçut une seule injection de 606. Le lendemain, la douleur des doigts avait disparu et douze jours après, la guérison était complète et s'est aujourd'hui maintenue depuis un an. Ce fait m'est resté gravé dans la mémoire, parce qu'il fut un des premiers observé par moi. Mais, depuis cette époque, j'ai revu bien des cas semblables, tous les « laissé pour compte du mercure » comme les a spirituellement appelés Salmon, venant réclamer la médication nouvelle.

A la période du chancre, c'est-à-dire au début de la syphilis, avant l'apparition de la roséole et des plaques muqueuses, c'est le *traitement abortif* par excellence et j'ai montré, en comparant mes résultats sur 35 chancres syphilitiques traités par cette médication aux résultats obtenus avec le mercure, qu'il n'y avait aucun parallèle à établir entre les deux méthodes, que les accidents secondaires étaient à coup sûr, constamment supprimés par le 606, et que la maladie avortait complètement dans une proportion très élevée de cas (1).

M. Hallopeau a obtenu de très beaux résultats, avec sa méthode, mais, tandis que le traitement par le 606 est simple, *invisible* et absolument *indolore*, quelle complication et quelle douleur que ces 30 injections d'hectine dans la peau de la verge et ces 30 injections mercurielles (une par jour) dans les fesses. Comment concilier ce traitement de M. Hallopeau, qui amène forcément un gonflement appréciable de la verge avec la discrétion absolue réclamée la plupart du temps.

(1) MILIAN, Le traitement abortif de la syphilis par le salvarsan (*Bulletin de la Soc. de Dermatologie*, mars 1911).

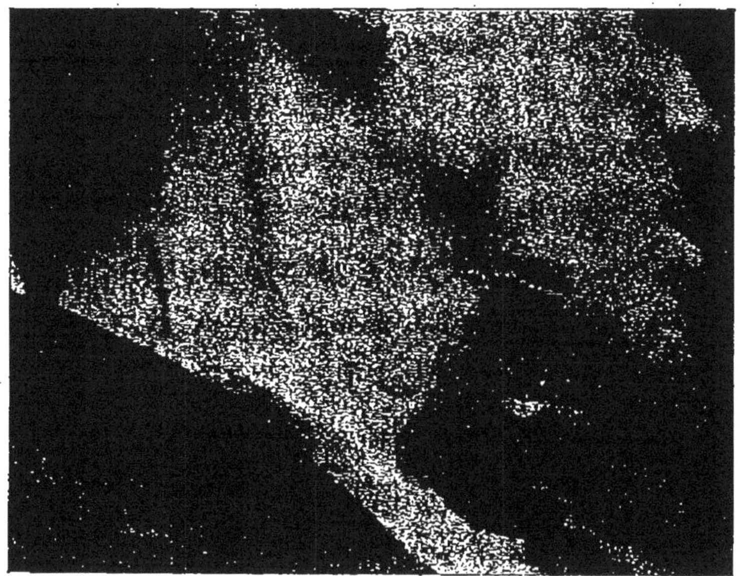

Fig. 1. — Gomme de la région sous-maxillaire, de la dimension d'une pièce de cinq francs et de un centimètre de profondeur (Photographie prise le 6 février 1911, n° 193).

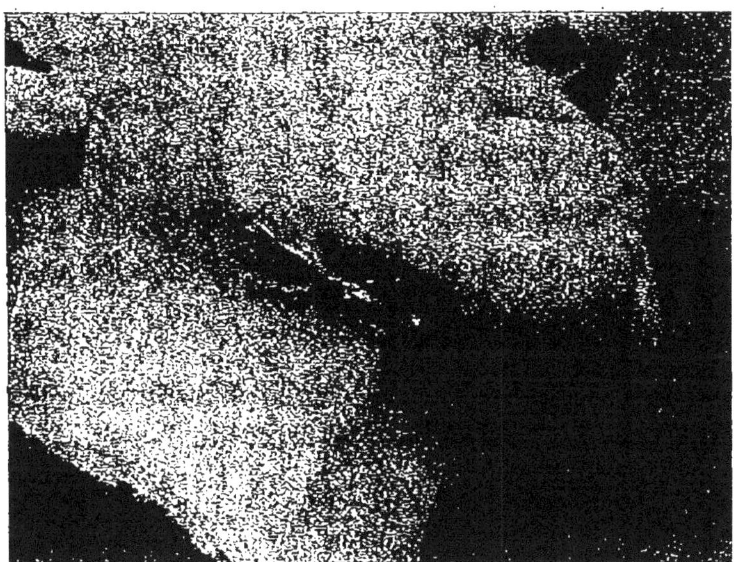

Fig. 2. — La même après une injection intra-veineuse de 0 gr. 30, faite le 6 février, et une autre de 0 gr. 40, faite le 11 février (Photographie prise le 17 février, soit onze jours après le début du traitement).

Seules, les injections intraveineuses de salvarsan réalisent la thérapeutique abortive la plus efficace et la plus facile pour le malade.

Et si, comme il est certain, dans un bon nombre de cas, aux périodes secondaires et tertiaires de la maladie, la *guérison* peut être obtenue, il est bien évident que le 606 dont l'action thérapeutique est si supérieurement puissante a, jusqu'ici, plus qualité que d'autres pour la donner.

La *parasyphilis*, suivant l'explication de M. le professeur Fournier qui a découvert la chose et créé le terme, caractérise ces accidents qui sont d'origine et non pas de nature syphilitique, *parce qu'ils ne guérissent pas par le mercure*. Or la parasyphilis bénéficie constamment du 606.

Certaines leucoplasies jeunes guérissent entièrement par le 606, alors qu'elles résistaient au mercure. Les vieilles leucoplasies en retirent toujours profit : les ulcérations se cicatrisent et la langue n'est plus douloureuse. Les régions récemment prises guérissent et les lésions anciennes s'assouplissent. J'ai vu une *leucoplasie*, vieille de 7 ans, très végétante, réduite des deux tiers 12 jours après l'injection de 30 centigrammes de 606, alors qu'un traitement mercuriel continué pendant 7 ans n'avait amené aucune modification.

La *kératite interstitielle* guérit rapidement

par le 606 alors que le mercure ne la modifie qu'au bout de 2 ou 3 ans. Un enfant de 11 ans atteint de kératite interstitielle et qui voyait juste assez pour se conduire, fut injecté le 26 octobre 1910 avec 28 centigrammes de 606 ; il pouvait jouer aux lotos le 7 novembre.

Le *tabes* lui-même est presque constamment amélioré. Les douleurs fulgurantes sont souvent apaisées. Il y a moins d'hypotonie, les forces reviennent, la vessie est moins paresseuse, etc. La maladie est enrayée dans l'immense majorité des cas.

Je rapporte plus loin l'excellent résultat obtenu dans la *paralysie générale*.

Les *conséquences sociales* de l'emploi du 606 sont considérables.

La rapidité incomparable de guérison des accidents contagieux de la syphilis est telle, que si l'emploi de ce médicament se généralisait, la syphilis diminuerait certainement dans des proportions formidables.

Le grand agent de transmission de la syphilis est la plaque muqueuse, cette petite ulcération, cette simple érosion, presque invisible, mais qui fourmille de tréponèmes et qui, par suite, est horriblement contagieuse. Elle est d'autant plus dangereuse qu'elle ne provoque aucune défiance, en admettant qu'on la puisse voir. Une pareille érosion chez une

prostituée fait des victimes innombrables :
plusieurs par jour. Or, cette petite plaie
traitée par le mercure dure au moins 20 jours,
et résiste souvent bien davantage. Qu'on songe
alors au nombre de malheureux infectés, qui
vont porter dans leur ménage, dans leur
famille, la terrible contagion. Or, la plaque
muqueuse guérit en 2 ou 3 jours par le 606.
Que de victimes épargnées !

Et, si l'on songe à la rapide récidive de
la plaque muqueuse soignée par le mercure,
combien de fois se répètent les périodes con-
tagieuses pour la prostituée !

Avec 8 piqûres de 606, dans l'année, la
prostituée serait (à part, peut-être quelques
rares cas plus rebelles où il en faudrait ajouter 2 ou 3 autres) indéfiniment stérile.

On dira qu'il est facile de claustrer les
prostituées syphilitiques et de les empêcher
de nuire. Mais, outre ce qu'a d'injuste cette
claustration qu'il faudrait également infliger à
l'homme contaminant, où donc loger l'énorme
armée de la prostitution ?

Quand ces filles demandent à se soigner,
elles sont souvent détournées de leur devoir
par leur « ami. » Il faut le leur faciliter, en abré-
geant le nombre de leurs visites au médecin.

Pendant ces vacances, je voyais à l'hôpital
une belle fille d'une vingtaine d'années couverte de plaques muqueuses buccales et vul-
vaires. Désireux de l'empêcher de nuire, je la

décidai à entrer à l'hôpital, mais sur le palier
l'attendait «son ami», élégamment vêtu, bague
au doigt et casquette plate. Un court dialogue
s'échangea entre eux, et elle vint aussitôt me
dire qu'il lui était « impossible » d'entrer à
l'hôpital. Son ami, désireux de conserver ses
moyens d'existence, l'avait obligée à changer
de détermination. Je fis immédiatement à
cette fille une injection intra-veineuse de 606.
Elle promit de revenir. Deux jours après, je
l'apercevais à la terrasse d'un café de Mont-
martre où elle attendait la clientèle. Et je
songeais, à part moi, avec une certaine satisfaction à l'état de cicatrisation où elle devait
se trouver et au risque diminué pour le malheureux en quête de plaisir, que le hasard
amènerait sur son chemin.

Et s'il y a quelque satisfaction à songer
au bien que l'on fait à ceux qui se sont exposés
en toute connaissance de cause, quelle grande
joie, quel bonheur intime éprouve-t-on quand
il s'agit de ces femmes, de ces épouses inno-
centes dont le mari, pour un égarement d'une
heure, rapporte la syphilis au foyer ! Tous
les médecins ont vu des voyageurs de commerce contaminés dans leurs voyages, com-
muniquer la syphilis à leur femme entre deux
absences !

Le 606 qui stérilise si bien les accidents
est le meilleur remède à ces contaminations.
J'ai vu déjà plusieurs fois, cette année, des

hommes mariés contractant la syphilis, soignés par le 606 et continuant presque sans interruption (ce à quoi d'ailleurs je ne les avais pas autorisés) leurs rapports conjugaux sans qu'il en soit résulté de dommage pour la femme.

Au contraire, on voit sans cesse des jeunes gens qui s'étaient soignés convenablement *par le mercure*, se marier *après cinq ans de traitement* et contaminer leur femme dans la première année de leur mariage.

Un avocat, soigné *régulièrement* pendant cinq ans de la syphilis avec le mercure, par une des plus hautes autorités médicales, se maria avec l'assentiment de ce grand docteur. Un an après, naissait un enfant. Celui-ci n'ayant tout d'abord aucune manifestation morbide fut confié à une nourrice. Deux mois après, l'enfant avait des plaques muqueuses de la bouche et de l'anus et la nourrice contractait un chancre du sein. La maman elle-même présentait des syphilides papulo-tuberculeuses quelque temps plus tard. Pendant deux ans, le malheureux père se débattit au milieu des multiples accidents de ces trois malades : mère, enfant, nourrice qu'il fallait soigner dans le mystère.

On songe au douloureux et perpétuel calvaire de cet homme atteint lui-même et qui tremble à toute heure, depuis des années, du péril des êtres qu'il aime, et de la possibilité pour eux d'apprendre la vérité.

Il y a six mois, venait chez moi, en compagnie de sa jeune femme de vingt-six ans, un homme d'une trentaine d'années, qui, les larmes aux yeux, me tenait ce langage : « Docteur, je me suis marié il y a quatre mois et je vous amène ma femme. Je lui ai donné la syphilis. J'ai contracté cette maladie, il y a quatre ans et demi. Je me suis soigné sans cesse; j'ai pris des pilules de Ricord, j'ai reçu des injections innombrables de benzoate de mercure, j'ai pris du mercure d'une manière permanente, j'ai eu de la stomatite, mon médecin m'a autorisé à me marier et voici que j'ai contaminé ma femme! Quelle confiance puis-je avoir dans le mercure après cela? Je viens vous demander de me traiter au 606! »

La jeune femme était couverte des pieds à la tête de syphilides papuleuses et lui-même était atteint d'un début de tabes (1).

De semblables exemples sont suffisamment

(1) Qu'on veuille bien remarquer qu'il s'agit là de malades consciencieusement soignés, on pourrait presque dire outrageusement soignés par le mercure et qui sont restés contagieux. Ils avaient reçu de médecins compétents, l'autorisation au mariage, ce qui est le certificat d'un traitement sérieux. Ce ne sont pas des sujets insuffisamment soignés. Ce n'est pas comme les récidives ou les insuccès dont on accuse le 606, sous prétexte qu'au cours de leur existence de syphilitiques, les malades ont reçu du 606. Un

convaincants. *Le mercure ne suffit pas à soigner la vérole!* Et le rôle du 606 en est d'autant plus grandi!

Il n'était pas inutile de rappeler ces faits à cette heure précise!

Des auteurs insuffisamment informés, car ils disent eux-mêmes *n'avoir jamais pratiqué une seule injection de 606* et avec un acharnement qu'aucune argumentation scientifique ne justifie, lui déclarent une guerre sans merci, sans aucune considération pour les services considérables, dont il est capable de faire bénéficier la société.

docteur, « adversaire » du 606 (il est regrettable que ce terme doive être employé, car il implique en lui-même le caractère non scientifique de la lutte qui se livre autour de ce médicament) m'aborde et me dit d'un ton triomphant: « Je viens de voir un de tes malades ! Un malade que tu as soigné par le 606. Il est à l'hôpital X... Il a une myélite; il a une paralysie complète des membres inférieurs. C'est brillant la thérapeutique par le 606 ! »

Je me suis informé. Le malade en question avait reçu de moi en septembre 1910, une injection intra-musculaire de $0^{gr},50$ de 606 pour de volumineuses gommes syphilitiques de la région sous-maxillaire droite. Ces gommes du volume d'une orange avaient fondu rapidement et le malade guéri de cet accident n'avait plus suivi aucun traitement. En avril 1911, c'est-à-dire près de 7 mois après l'unique injection de 606, la paralysie des membres inférieurs se déclarait. Il n'y avait rien d'extraordinaire à ce que, en l'absence de tout traitement, atteint d'une syphilis virulente donnant des accident aussi importants, ce malade fût pris d'une myélite syphilitique. Le grand tort est pour le malade, qui partit avant même la fin de la guérison du premier accident et négligea de revenir.

« Le 606, dit M. Hallopeau (1) doit rejoindre
l'atoxyl ainsi que l'arsacétine parmi les agents
dont l'emploi entraîne trop d'accidents pour
qu'il soit permis d'en faire usage ».

Je dis que, malgré l'autorité et le passé
scientifique de ce savant pour lequel j'ai
d'ailleurs le plus grand respect, un pareil jugement ne peut être maintenu. M. Balzer, notre
président de la Société française de dermatologie et de syphiligraphie, dont la probité
et l'éclectisme scientifique sont reconnus de
tous, lui répondait à l'Académie : « Il faut cependant reconnaître que bon nombre de ces
faits malheureux ne se produiraient pas avec
un bon choix des sujets à traiter et avec une
prudence plus grande dans les dosages. Suivant moi, toute la question est là ! »

Je suis heureux d'être aux côtés de ce
savant éclairé et de partager son avis. Oui,
toute la question est là.

On a accusé tout d'abord le 606 de rendre
les gens aveugles. Ce fait est aujourd'hui uni-
versellement reconnu comme faux.

On l'accuse maintenant de tuer les individus
les plus robustes, dépourvus de toute tare
en dehors de leur syphilis.

Il me semble qu'il y a mieux à faire que de
jeter l'effroi parmi les médecins et le public
et qu'il est plus utile à la cause des malades

______

(1) HALLOPEAU, *Bulletin de l'Académie de médecine,*
séance du 10 octobre 1911, p. 128.

de chercher à tirer la philosophie de ces accidents et d'en déduire la meilleure utilisation du produit.

Lequel parmi les médicaments actifs n'a jamais occasionné la mort? L'aconit, dont l'utilité est très contestable en thérapeutique, a tué des malades. Le chloroforme qu'on emploie journellement n'a-t-il pas une table de morbidité plus grande que le 606? Le mercure n'a-t-il pas à son actif un nombre considérable de morts ?

Tous les médicaments actifs, peuvent faire mourir, quand ils sont maniés inconsidérément et sans une très grande prudence.

Pour le 606, à vrai dire, le coefficient de mortalité est terriblement réduit. Il y a peut-être eu 50 cas de mort, *attribués* à ce médicament sur cinq ou six cent mille malades injectés. Et cela à la *période expérimentale* si l'on peut dire, dans la première année, alors que l'on ignorait les conditions de son emploi chez l'homme et que la plupart des médecins n'ayant aucun guide, aucune base d'appréciation sur les doses, poussés par le désir d'agir énergiquement, de stériliser la maladie utilisaient des *doses inconsidérées.*

Il faut que le médicament soit réellement pourvu d'une toxicité bien faible, pour qu'il n'ait pas provoqué des accidents plus nombreux aux doses imprudentes (jusqu'à 1 gramme et davantage) auxquelles il a été injecté dans les veines! La plupart des cas de mort, sinon tous, s'adressent aux malades chez lesquels Ehrlich a, dès le début, déconseillé l'emploi du 606 : cardiaques, paralytiques généraux, etc.

Et parmi les morts publiées, combien sont réellement attribuables à l'intoxication arsenicale? Combien relèvent de l'accident même pour lequel le patient était traité et non du médicament? Combien de coïncidences malencontreuses sur une population de malades souvent très atteints?

Un soir à 8 heures, j'étais appelé en consultation par un médecin auprès d'un de ses clients. Il s'agissait d'un homme de 50 ans, marié, père de famille, qui présentait une vaste ulcération syphilitique du pharynx, vue et diagnostiquée telle par le D' Laurens, le distingué laryngologiste que l'on connaît. Le diagnostic pouvait d'ailleurs être fait sans les instruments du laryngologiste, car en ouvrant la bouche du malade avec une cuiller, on apercevait au fond de la gorge, une vaste plaie avec de nombreux et volumineux débris bourbillonneux, prêts à être expulsés. Malgré les piqûres mercurielles, instituées par le médecin traitant, la plaie s'étendait toujours. Il y avait urgence à administrer à ce malade le 606, seul capable d'enrayer rapidement la marche continuellement extensive du mal, qui menaçait d'étouffer le patient.

Vu l'heure tardive, 9 heures du soir, l'intervention fut remise au lendemain matin 8 heures. Or à 7 heures du matin, du dit lendemain, on me téléphonait de ne pas me déranger : le malade était mort à minuit d'une hémorragie foudroyante.

Je ne pense pas que le 606 eût empêché cet accident imminent et le médecin, la famille, et moi-même sans doute, nous aurions accusé l'injection d'avoir provoqué la mort du sujet.

J'ai aujourd'hui injecté moi-même dans la clientèle de ville 900 malades environ, parmi lesquels 200 médecins et étudiants en médecine. — J'ai injecté à ma consultation de l'hôpital de la Charité, avec l'assistance du Dʳ Sauphar, 500 malades, à l'hôpital Saint-Louis, dans le service de M. Balzer, avec l'assistance de MM. Godlewsky et Martingay, internes du service, environ 200 malades, soit au total 1 600 individus — ayant reçu chacun de 3 à 5 injections, soit au total 5 000 à 8 000 injections environ. Et je puis affirmer en toute sincérité que, sur ce nombre de malades, jamais il n'y a eu d'accidents sérieux. Nous avons cependant traité un grand nombre de sujets gravement atteints, hémiplégiques, cardiaques, etc., qui venaient à nous en désespérés, ayant essayé tous les mercuriaux et les iodures sans résultat, et qui rentraient dans les cas contre-indiqués par Ehrlich lui-même. Quelques-uns ont eu peur du frisson parfois très violent (qu'on évite maintenant) à claquer des dents, dû au sérum artificiel et peut-être aujourd'hui pensent-ils, à la lecture des journaux, « qu'ils ont échappé à la mort », mais jamais je n'ai eu à déplorer d'accident grave parmi toute cette clientèle de malades *soignés par moi-même ou sous ma surveillance directe, avec nos matériaux et notre matériel habituels.*

Je dois cependant ajouter à cette statistique, bien que le malade n'ait pas été injecté par moi, ni sous ma surveillance directe, un cas de mort chez un homme de 60 ans, obèse, atteint d'une hémiplégie ancienne très contracturée, et d'une maladie de cœur (insuffisance mitrale), homme quadruplement taré par conséquent et qui, du fait de cette quadruple tare, n'était pas justiciable du 606.

Ce malheureux, pensionnaire d'un hospice du fait de son infirmité qui le mettait dans l'impossibilité absolue de gagner sa vie, et malgré l'état définitif de sa lésion paralytique, conservait l'espoir d'une amélioration. Il me demandait sans cesse de lui faire une injection de 606. Surchargé de travail dans deux services hospitaliers je ne pouvais moi-même faire l'injection ni en surveiller les longs préparatifs. J'en chargeai l'externe du service qui avait pendant plusieurs mois assisté aux injections du vendredi à la Charité, mais qui *n'avait jamais*, il est vrai, *préparé par lui même*, la solution. Une demi-heure après l'injection, le malade tomba dans le coma et mourut en trente-six heures sans avoir repris connaissance.

L'autopsie ne montra aucun signe d'intoxication arsenicale, mais une apoplexie séreuse très accusée du cerveau. *L'autre moitié de l'injection fut administrée à un deuxième malade qui fit également une réaction d'une violence inouïe et resta obnubilé pendant vingt-quatre heures;* n'ayant lui-même aucune tare organique sérieuse, ce deuxième malade n'en ressentit pas d'autre dommage.

Deux autres malades jeunes furent injectées un autre jour par ce même externe dans ce même hôpital. Elles présentèrent également des réactions immédiates, d'une grande violence avec 40° de température, réactions que je n'ai presque jamais observées sur le très grand nombre de malades traités par moi-même.

Cette succession anormale d'accidents, dans les mains d'un *même opérateur nouveau,* avec les produits d'un *même milieu nouveau,* relève évidemment d'autre chose que de l'action toxique du salvarsan, toujours identique à lui-même avec une même technique.

Nous connaissons bien cette « réaction immédiate » due presque entièrement à un sérum défectueux (Voir plus loin). C'est certainement le cas de celui de cet hôpital parce que l'on n'y fait pas habituellement de 606 et que l'on était à ce moment en pleines vacances, moment où chôment en partie les services et où l'eau distillée remplit les conditions de stagnation propices à sa contamination.

J'ai publié ce cas de mort sans retard, parce que la vérité est due aux malades et aux médecins. Mais il ne viendra à personne l'idée de renoncer pour cela à la médication ici vraisemblablement innocente. Que si l'on veut absolument en charger le 606, il suffira de faire remarquer qu'il s'agissait d'un *cas à ne pas injecter, vu les nombreuses tares* du sujet, *dont chacune constituait une contre-indication.*

La plupart des cas de mort imputés au 606 sont semblables à celui-ci : il s'agit de sujets tarés chez lesquels la médication aurait dû être évitée ou n'être appliquée qu'avec des précautions particulières que j'expose plus loin et qui s'amélioreront encore, ainsi que me permettent de le penser certaines recherches en cours.

Les rarissimes cas, comme celui que vient de publier M. Gaucher (1) à l'Académie, sont dus à des exagérations dans les doses, ou à la répétition inconsidérée ou trop rapprochée des injections. Le malade visé par M. Gaucher

____

(1) GAUCHER, Mort par le 606 (*Bulletin de l'Académie de médecine*, Séance du 31 octobre 1911).

a reçu d'emblée 60 centigrammes de salvarsan et trois jours après 60 autres centigrammes. On verra plus loin que ce sont là des doses que nous n'employons jamais et c'est ce qui explique que jamais nous n'avons observé d'accidents analogues et que nous avons toujours opéré avec la plus grande sécurité.

Ce sont ces diverses considérations, rendues plus actuelles par les retentissantes communications de ces jours derniers, qui m'ont engagé à publier la conférence que j'ai faite en septembre à l'hôpital Saint-Louis, à un public de médecins.

J'ai pensé qu'il pouvait être utile de faire connaître aux médecins les précautions et les dosages, que la pratique de 8 000 injections m'a personnellement appris. En s'y conformant, ils pourront injecter sans arrière-pensée et avec sécurité leurs malades. Ceux-ci pourront ainsi bénéficier sans crainte de cette admirable médication.

L'emploi du 606 a, je le répète, des conséquences sociales incalculables, et il gardera malgré tout, malgré les attaques dont il est l'objet, le premier rang dans la thérapeutique de la syphilis, parce que c'est la vérité et que rien ne peut contre la vérité.

Aucune autre considération, que ce souci de la vérité, ne m'a guidé. Et si, d'autres médecins ont pu faire valoir contre des médecins, leurs confrères ou collègues, l'argument qu'ils parlent et agissent, dans le but d'attirer sur eux l'attention et de gagner de l'argent, c'est là un argument méprisable, qui ne peut que stigmatiser la mentalité de ceux qui l'emploient.

DEUXIÈME PARTIE

PRÉCAUTIONS ET DOSES.

J'ai l'intention de vous exposer maintenant (1), le traitement de la syphilis par le 606 ou salvarsan, tel qu'on peut le concevoir aujourd'hui après 15 mois d'expérience. Il y a, en effet, 15 mois que j'utilise avec persévérance cette médication. J'ai traité environ 1 600 malades et pratiqué 5 000 ou 8 000 injections.

Je laisserai intentionnellement de côté les questions de technique, mais ce que je vous indiquerai, c'est la manière dont on peut concevoir aujourd'hui le traitement de la syphilis par le 606, c'est-à-dire les doses à employer, et leur mode d'emploi pour obtenir le maximum d'effet avec le minimum de danger.

(1) Conférence faite à l'hôpital Saint-Louis le 29 septembre 1911.

PRÉCAUTIONS A PRENDRE
POUR ADMINISTRER LES DOSES DE 606
EN INJECTIONS INTRAVEINEUSES.

Quand on doit administrer le 606 à un malade, il faut se rappeler que l'injection intraveineuse est composée de deux choses : 1° *un corps arsenical*, le salvarsan ; 2° *un excipient* qui est du chlorure de sodium dissous dans l'eau. Chacun de ces deux corps est toxique, donc présente des inconvénients qu'il faut connaître pour y parer. Dissocions le problème et voyons quelles précautions sont à prendre vis-à-vis du corps arsenical d'une part, et vis-à-vis du chlorure de sodium d'autre part.

LE CORPS ARSENICAL.

Je disais, il y a à peu près un an : le 606 n'est pas toxique. C'est, en effet, le moins toxique de tous les corps arsenicaux connus, et il n'y a pas à revenir sur ce jugement.

On ne peut qualifier de toxique, un corps qu'on a pu impunément administrer sans inconvénient à la dose formidable de 1^{gr},20, (1) et que tant de malades (aujourd'hui plus de cinq

(1) Je connais l'exemple d'un médecin qui a injecté par erreur en injection intraveineuse 1^{gr},20 à un malade, qui avait au préalable bien supporté deux premières injections. Cette dose formidable ne produisit pas la moindre réaction chez le sujet injecté.

cent mille) ont absorbé sans dommage. Est-ce à comparer à la digitaline où à la trinitrine qui s'injectent par milligrammes ou fractions de milligrammes? Aujourd'hui qu'on ne fait à peu près exclusivement que des injections intra-veineuses, il faut mettre un correctif à cette appréciation de non toxicité. Il va sans dire que le pouvoir toxique est différent, suivant qu'on injecte un corps dans les veines, où il est absorbé massivement, et suivant qu'on l'abandonne dans les muscles, où il est résorbé lentement et d'une manière fractionnée.

Une injection intra-veineuse est incomparablement plus dangereuse à manier qu'une injection intra-musculaire parce que, une fois abandonné dans la circulation générale, le corps possède immédiatement son maximum d'effet et il n'y a plus moyen d'y parer. Impossible de reprendre le poison ; impossible, par exemple, de l'évacuer par une incision, comme on peut le faire avec le dépôt intra-musculaire. Il faut donc plus de précautions dans son emploi, et les doses doivent en être déterminées avec une prudence plus grande.

Quelles sont ces précautions ?

La première est de parer aux *idiosyncrasies* possibles.

Sur la quantité énorme des syphilitiques, il s'en trouvera certainement un de temps en temps, rarement sans doute, eut être 1 sur

2000 ou 3000, qui présentera une susceptibilité spéciale, une idiosyncrasie, comme on dit.

Vous connaissez l'exemple de l'étudiant signalé par Brouardel dans son livre des intoxications.

« Atteint de malaria, ce jeune homme « avait commencé à prendre, sur le conseil « d'un médecin, de la liqueur de Fowler, « en commençant par la dose de deux gouttes. « Trois heures après la première ingestion « de cette dose, il présenta tous les symp- « tômes de l'empoisonnement aigu par « l'arsenic : nausées, vomissement, diarrhée « muqueuse et sanguinolente, ténesme, enté- « ralgie violente, contractions fibrillaires « dans les muscles des mollets. Le soir, sur- « vint une toux spasmodique avec parésie « des extrémités. Ces troubles cessèrent le « lendemain matin. Ne soupçonnant pas la « cause de ces accidents, le malade prit de « nouveau à son repas trois gouttes de liqueur « de Fowler. Une heure après, les troubles « d'intoxication reparurent avec une violence, « telle qu'on dut recourir aux antidotes (1). »

Il va sans dire que si, à un pareil malade, nous injections 30 centigrammes de salvarsan dans les veines, nous aurions immédiatement des accidents vraisemblablement mortels. Cela ne voudrait pourtant pas dire

(1) P. Brouardel, *Les intoxications*, page 60.

que le 606 est toxique, cela voudrait simplement dire que le sujet avait une idiosyncrasie.

Eh bien! il faut nous défendre contre cette idiosyncrasie arsenicale. Comment le faire? Il n'y a qu'un moyen : c'est *d'explorer, avant de faire une injection, de quelque dose qu'elle soit, la susceptibilité arsenicale du sujet.* Cette précaution est indispensable : on demandera toujours au malade s'il a déjà subi ou non des médications arsenicales : liqueur de Fowler, de Pearson, granules de dioscoride, injections de cacodylate, d'arrhénal, etc. Si cet homme a déjà pris de l'arsenic dans son existence, on peut commencer le traitement de suite, sinon il faut lui faire une injection d'épreuve. Cela est prudent et c'est la seule manière d'éviter les accidents dus à l'idiosyncrasie. Il suffira de faire une ou deux injections sous-cutanées soit de cacodylate, soit d'hectine, ou mieux encore d'arséniate de soude, à la dose de 5 milligrammes, car l'arséniate de soude est un corps arsenical simple, qui permet de juger mieux encore la susceptibilité du sujet. S'il se développe des phénomènes réactionnels importants, érythèmes, céphalée violente, vomissements, diarrhée, il vaut mieux surseoir à l'injection de salvarsan. Cela est plus prudent. Il y a eu 2 ou 3 morts par le salvarsan chez des sujets jeunes, chez des sujets d'apparence bien portants, d'apparence robuste. Il est vraisemblable que, *outre les doses énormes et impru-*

dentes qui ont été injectées dans ces cas, il existait de l'idiosyncrasie, c'est le seul moyen d'expliquer ces morts, proportionnellement rarissimes, eu égard à la quantité colossale de malades qui, à l'heure actuelle, ont été soumis à la médication.

En résumé, et je le répète, avant de faire à un malade une injection de 606, il faudra toujours s'enquérir des médications arsenicales antérieures, et en l'absence de celles-ci, faire une injection d'épreuve sous forme d'arséniate de soude.

Seconde précaution, la dose initiale devra toujours être une *faible dose*.

Il ne faut jamais injecter d'emblée, comme on le voit faire à chaque instant, et ce qui certainement grèvera d'une manière très lourde la statistique du salvarsan, 60 centigrammes, dans les veines du malade.

C'est d'une imprudence colossale. Que fautil entendre par une dose faible? Il y a deux doses faibles, la dose des gens bien portants si l'on peut dire, et la dose des gens, qui ont une tare. La dose des gens bien portants, des individus robustes, qui n'ont jamais eu de maladie, qui paraissent bien constitués et qui viennent de contracter la syphilis, est de *trente centigrammes*. Au contraire, s'il s'agit d'un individu taré — et j'entends par là un tabétique plus ou moins cachectique, un paralytique général, un cardiaque, un rénal, un alcoolique — la dose d'épreuve, la dose d'essai sera de *dix centigrammes*. Voilà les chiffres par lesquels il faut commencer, pour ne pas s'exposer aux accidents d'intoxication arsenicale.

On peut résumer ces précautions de la façon suivante :

1° Toujours vérifier si le sujet supporte l'arsenic et, pour cela, ou bien savoir qu'il en a déjà pris au cours de son existence, ou bien lui faire une injection sous-cutanée d'arséniate de soude;

2° Commencer les injections par une dose faible de 30 centigrames pour les uns, de 10 centigrammes pour les autres.

LE CHLORURE DE SODIUM

Nous avons à injecter du sérum artificiel, c'est-à-dire du chlorure de sodium, du sel marin en dissolution dans l'eau. Or, nous sommes obligés d'en employer une assez grande quantité puisque le salvarsan est caustique et qu'il doit être dilué suffisamment pour ne pas altérer l'endothélium des veines ; cette dilution doit être de 1 centigramme de salvarsan pour $4^{cc},5$ de sérum artificiel. C'est la dilution la plus convenable : elle évite sûrement la thrombose veineuse.

Si vous injectez 50 centigrammes de 606 à un malade, il faut employer 220 grammes de sérum artificiel. Si vous y ajoutez les quantités de sérum injectées avant et après la solution de 606, cela fait au total 250 à 275 grammes de sérum physiologique à 9 p. 100, ce qui représente environ $2^{gr},50$ de chlorure de sodium.

Or, le chlorure de sodium est nocif comme vous le savez; les travaux de Widal ont montré que le sel marin produit à lui seul de l'œdème; c'est le chlorure de sodium, qui fait l'œdème dans les néphrites; on peut provoquer artificiellement l'œdème chez les malades atteints de mal de Bright, en leur faisant absorber du chlorure de sodium, tandis qu'on peut leur faire absorber impunément de la viande crue non salée. Lorsque l'œdème se localise aux membres inférieurs, il n'a pas une gravité bien grande, mais, s'il se localise au poumon ou dans le cerveau, comme cela se réalise dans l'œdème aigu et l'apoplexie séreuse, le sel devient un poison extrêmement dangereux et les accidents qu'il produit sont extrêmement graves.

Il faut donc toujours envisager ces possibilités, et penser que le chlorure de sodium est capable, à lui tout seul, d'amener des accidents.

Un premier moyen de diminuer la nocivité du chlorure de sodium est de réduire le titre de la solution : on peut, sans inconvénient pour les globules rouges, *employer du sérum à 6 p. 100 au lieu de 9 p. 100*, le mélange de ce sérum et du salvarsan sodique étant isotonique.

Une deuxième condition sera de rejeter absolument ou presque absolument l'injection intra-veineuse chez certaines catégories d'individus, chez les malades atteints de *néphrite* et peut-être plus encore chez ceux atteints de *myocardite*, car le cœur joue un rôle énorme dans la production de l'œdème pulmonaire ; chez ceux atteints d'*infections pulmonaires* aiguës non tuberculeuses, enfin chez les sujets porteurs de lésions cérébrales, particulièrement chez les *hémiplégiques* anciens ou récents, tout prêts à faire de l'apoplexie séreuse.

Mieux vaudra, dans ces cas, employer l'injection intra-musculaire, devenue moins douloureuse par l'emploi des excipients huileux.

Que si, chez de tels sujets, la répétition des injections nécessite l'emploi de la méthode intra-veineuse, on utilisera seulement des doses minimes de salvarsan, *cinq centigrammes* permettant de n'employer que peu de sérum : soit 25 centim. cubes de la solution physiologique.

On pourra en outre vérifier au préalable de quelle manière s'élimine le chlorure de sodium par les urines et, si le sujet fait de la rétention chlorurée, s'abstenir ou remettre à plus tard, après un régime et un traitement déchlorurants appropriés. Chez les sujets auxquels nous faisons allusion, il pourra d'ailleurs être institué préalablement, deux ou trois jours avant l'injection, un régime hypochlorurant, tel que le régime lacté absolu.

Il reste bien entendu que ces *précautions minutieuses ne s'adressent qu'aux sujets tarés et non à la majorité des syphilitiques* atteints seulement de manifestations cutanées ou muqueuses.

Il est vraisemblable d'ailleurs qu'on pourra se dispenser d'employer le chlorure de sodium pour rendre isotoniques les solutions de salvarsan.

C'est ainsi qu'on peut injecter celui-ci dans du sérum glycosé, dans un sérum isotonique glycosé où l'on remplace le chlorure de sodium par du glycose. Fleig, de Montpellier, a étudié cette question, dans le but de trouver un milieu, où le produit puisse être conservé en solution prête à être injectée : il recommande le sérum glycosé.

Peut-être pourra-t-on injecter le salvarsan avec du sérum artificiel additionné de *chlorure de calcium ;* car, comme vous le savez peut-être, le chlorure de calcium est l'antagoniste du chlorure de sodium.

Peut-être aussi, pourrait-on injecter ce chlorure de sodium en faisant au préalable une injection de morphine au sujet pour empêcher les accidents d'œdème pulmonaire ou d'apoplexie séreuse qui pourraient survenir. Mais tout ceci n'est pas basé sur des faits d'observation suffisamment nombreux, et avant d'employer le sérum glycosé et le sérum calcique ou l'injection de morphine, attendez que l'on soit mieux fixé sur ce point.

Autre recommandation : il faut avoir soin *d'injecter la préparation* de 606 *d'une manière extrêmement lente,* particulièrement au début.. Une pratique excellente est celle qui consiste à laisser couler dans les veines du malade quelques centimètres cubes de la solution et d'en interrompre le cours pendant quelqus secondes ; de cette manière, il se fait une première accoutumance qui obvie aux accidents immédiats, tels que ceux de la crise nitritoïde que l'on évite plus sûrement d'ailleurs en ajoutant un excès de soude à la solution. Vous laissez ensuite couler le liquide, à son taux normal, l'injection devant durer en totalité de 5 à 6 ou 7 minutes. Il pourrait se faire que pendant la pause, l'aiguille se bouche par coagulation sanguine, si elle n'est pas d'un calibre suffisant ; il sera donc bon, pendant l'attente, de laisser de temps en temps couler un centimètre cube de liquide pour empêcher la formation d'un caillot. Cette précaution m'a été inspirée par les expériences de M. le professeur Roger. Cet auteur a beaucoup étudié la toxicité des corps en injections intra-veineuses et a montré deux faits importants : c'est que la même dose de substance était beaucoup moins toxique quand elle était très diluée, et quand elle était injectée extrêmement lentement, particulièrement au début. Le docteur Roger, (1) a fait avec la nicotine

(1) Roger, L'accoutumance rapide de l'économie à l'ac-

des expériences où il a montré que le pouvoir toxique variait dans ces conditions de 1 à 7. Il tuait un lapin avec une dose de $4^{\text{milligr.}},2$ par kilog en allant vite ; il était au contraire, obligé d'employer une dose de 29 milligrammes par kilog en allant lentement et en faisant l'arrêt que je vous indiquais au début. Il s'agit là de *phénomènes d'accoutumance rapide*, de *tachysynéthie*, comme les appelle M. Roger.

Telles sont les précautions à prendre dans l'administration de la médication.

RÉACTIONS DE L'INJECTION INTRA-VEINEUSE ET LES SIGNES D'INTOLÉRANCE.

Après une injection intra-veineuse, que se passe-t-il ? Il y a quelques individus, mettez si vous voulez un sur trois qui n'ont absolument rien, qui supportent l'injection d'une manière merveilleuse, sans phénomènes réactionnels ; à ceux-ci, vous pouvez hardiement injecter des doses progressivement croissantes.

Les autres, au contraire, éprouveront les phénomènes suivants : une demi-heure après l'injection, éclate un *frisson* quelquefois médiocre, assez souvent très violent, à claquer des dents, à secouer le lit littéralement. Un

tion de quelques poisons (*Presse médicale*, 6 septembre 1911, p. 713).

colonial me disait : « Jamais je n'ai eu d'accès palustre aussi accentué, j'ai eu une fièvre épouvantable : j'ai grelotté, j'étais couvert d'édredons, on m'avait mis des bouillottes aux pieds, malgré cela j'étais complètement gelé ». Ce frisson, impressionnant pour le malade comme pour l'entourage, dure une demi-heure, une heure, deux heures. Au bout de ce temps, survient un stade de *chaleur*, comme dans l'accès palustre, et à partir de ce moment, le malaise disparaît, le malade se trouve bien et présente même un certain degré d'euphorie. La *température*, pendant cette période fébrile, peut monter assez haut ; généralement, dans les cas moyens, elle atteint 38°,5, plus rarement 39°, 39°,5 : elle peut même dépasser 40° et aller jusqu'à 41°, comme je l'ai vu à deux ou trois reprises. L'élévation thermique commence une heure après l'injection, et tombe le soir même, après un cycle de cinq ou six heures.

A cette réaction fébrile, se joignent certains phénomènes fonctionnels : *mal de tête*, qui survient également 1/2 heure après l'injection, mal de tête occipital, ou plus souvent frontal, quelquefois très violent ; un *vomissement* ou deux, surtout si le malade n'est pas à jeun ; enfin petit *état nauséeux*.

Quand le malade viendra revoir le médecin 48 heures après, il dira souvent qu'il a très mal supporté la médication, que ce n'est pas là un médicament pour lui ; il ne faut pas se laisser impressionner par sa description, car *ceci est non pas la réaction toxique du salvarsan, mais la réaction du sérum artificiel.*

Vous pouvez injecter à n'importe quel individu du *sérum artificiel pur*, même à dose modérée, 50 ou 60 centimètres cubes, dans les veines et, à plus forte raison, 200 ou 300 centimètres cubes, vous constaterez une réaction exactement identique à celle que je viens de vous décrire.

Ces *réactions immédiates* qui suivent l'injection de salvarsan ne relèvent pourtant pas toutes, comme vient de le montrer Wechselmann (1), de l'action toxique du chlorure de sodium. Il y a un facteur important qu'on ignorait jusqu'à ce jour et qui est l'eau distillée employée pour la fabrication du sérum artificiel.

L'eau distillée employée dans les laboratoires de biologie et les pharmacies est presque toujours une eau distillée fabriquée depuis 10 ou 20 jours et qui traîne dans des récipients non stérilisés, lavés même à de rares intervalles. On y trouve constamment une abondante flore et faune de bacilles, champignons, infusoires, etc.

Cette eau, stérilisée à l'autoclave, renferme donc des cadavres microbiens nombreux ;

(1) Wechselmann, *Deutsche med. Woch.*, 1911, n° 17, et *Muench. med. Woch.*, 1911, n° 28.

injectés dans les veines, ils produisent une réaction thermique et réactionnelle comparable à la fièvre décrite par Vaughan (1) et ses élèves et reproduite expérimentalement avec le blanc d'œuf et les protéines bactériennes.

Il y aurait également, d'après ce même auteur, des bactéries thermostabiles qui échappent à la stérilisation par la chaleur et qui sont capables de se développer dans le sérum artificiel. Il serait par là possible d'injecter dans la circulation des bactéries vivantes ayant échappé à la stérilisation.

Il est donc indispensable de **n'utiliser pour la fabrication du sérum artificiel que de l'eau distillée le jour même et immédiatement stérilisée.**

J'emploie maintenant cette pratique (2) et la réaction thermique avec frisson, nausée, courbature qui était la règle avec le sérum artificiel est aujourd'hui l'exception. La température se maintient entre 36°,8 et 37°,5. Il y a souvent même, tendance à l'hypothermie.

Or, autrefois l'élévation de température était constante. Sur 60 malades injectés avec de la vieille eau distillée et étudiés par moi tous présentèrent une élévation de température dépassant 37°,5. Chez 4 seulement, la tempé-

----

.(1) Protein Fever, *Zeitschr.* *f. Immunitätsforschung*, 4 Heft.

(2) Millian. Eau distillée et sérum artificiel (*Socété médicale des hôpitaux*, Séance du 27 oct. 1911, p. 260).

rature se maintint entre 37°,5 et 38° ; chez 9, elle atteignit ou dépassa 40° ; chez 30 autres, elle oscilla entre 38°et 39 ; chez 17, elle se tint entre 39° et 40.

Il est vraisemblable que les réactions immédiates, dont nous avons parlé au début de ce chapitre, disparaîtront, en grande partie, de la symptomatologie.

En quoi consistera donc l'*intolérance* au salvarsan? L'état nauséeux, les vomissements lui appartiennent plus spécialement quand ils revêtent une certaine intensité, mais le caractère essentiel de l'intolérance plus ou moins grande au salvarsan sera la *prolongation de la réaction immédiate.*

La réaction du sérum dure 5 ou 6 heures. Chez certains sujets, au contraire, la fièvre persistera le lendemain, quelquefois même le surlendemain ; l'état nauséeux persistera également plusieurs jours, créant une sorte d'état « de mal de mer », comme disent eux-mêmes les malades ; vomissements et céphalée pourront également se reproduire les jours suivants.

Il faut donc dissocier les réactions d'après ce critérium. Une réaction intense ne veut pas dire que l'injection a été mal supportée. Si elle a été rapide, éphémère, c'est qu'elle est due au sérum. Au contraire, le produit arsenical est en cause quand la réaction se prolonge et surtout quand persistent la fièvre, l'état nauséeux, les vomissements ainsi que la grande fatigue, l'asthénie, et la courbature générale comparables à la neurasthénie mercurielle des fortes doses d'huile grise ou de calomel.

De ces sujets, vous pourrez dire qu'ils ont mal supporté la première injection. Chez eux, suivant l'intensité de la réaction, ou bien vous resterez à la dose initiale ou bien vous descendrez même de 10 centigrammes, ou bien vous reculerez de quelques jours l'injection. On devra plutôt éloigner les échéances, si le jour où le malade se présente, il est encore fatigué ou mal en train.

Il y a encore d'autres accidents consécutifs à l'injection intra-veineuse de salvarsan : troubles délirants, érythème, purpura, ictère, (1) etc., etc. Il m'est impossible de les passer ici en revue; ils sont d'ailleurs assez importants pour commander d'eux-mêmes de surseoir à l'injection.

LES DOSES DE 606.
LEUR DISTRIBUTION CHRONOLOGIQUE

THÉRAPEUTIQUE STÉRILISANTE

Lorsqu'Ehrlich apporta sa médication au public médical, son grand désir et son idée

(1) Milian, L'ictère du salvarsan (*Annales des maladies. vénériennes*, Octobre 1911).

directrice étaient la *stérilisation de la syphilis :* il pensait qu'en administrant une dose suffisante, on pourrait tuer d'un coup tous les tréponèmes qui se trouvaient dans l'organisme.

Cette thérapeutique stérilisante a été obtenue expérimentalement pour un certain nombre de maladies, certaines trypanosomiases en particulier. Il était logique de l'escompter pour une maladie qui s'en rapproche, c'est-à-dire pour la syphilis. Malheureusement, les résultats n'ont pas été aussi bons que le faisait espérer l'expérimentation sur les animaux et la stérilisation ne s'obtient chez l'homme que dans un nombre relativement restreint de cas : très souvent au début, au moment du chancre ; de moins en moins fréquemment, au fur et à mesure qu'on s'éloigne de cette période initiale.

La conséquence qui découlait de cette conception, c'est qu'il fallait donner immédiatement une dose forte de médicament, de manière à tuer d'un coup tous les tréponèmes, et à ne laisser aucun survivant (1).

Les survivants, en effet, ayant résisté à l'action de la médication, seraient capables de donner naissance à des races résistantes à l'action toxique de l'arsenic. Cette arséno-résistance a été démontrée pour les trypanosomes. On crée à volonté des trypanosomes

(1) Milian, *Revue de syphiligraphie de l'année 1910.* (*Paris Médical*, mars 1911).

résistant à l'arsenic, en les habituant à subir peu à peu l'action de l'arsenic. De là cette nécessité de donner une dose forte capable de détruire d'emblée la colonie entière des parasites.

Cette thérapeutique massive est évidemment séduisante; malheureusement, elle peut être dangereuse. Je me suis efforcé de la réaliser *impunément* par des injections, à *doses croissantes, faites en des temps courts.*

Ehrlich avait préconisé d'abord une injection intra-musculaire de 30, puis de 40,50, 60 centigrammes. On a même pu administrer $1^{gr},20$ de salvarsan en une seule injection intra-musculaire. Ces doses même énormes ont été bien supportées, car il s'agissait d'injections *intra-musculaires* assimilées lentement. Malgré ces doses fortes, on n'est pas arrivé régulièrement ni même fréquemment, à la stérilisation, et, au bout de 3 mois, les récidives s'observaient déjà dans la proportion de 30 p. 100, ce qui était énorme (statistique du Congrès de Koenigsberg). Ehrlich pensa faire mieux en recommandant de faire suivre l'injection intra-musculaire d'une injection intra-veineuse. La stérilisation de la syphilis ne fut pas davantage obtenue.

J'ai dès lors préconisé la méthode des *3 injections* : 2 intra-veineuses et 1 intra-musculaire, ou plutôt, comme les injections intra-musculaires sont toujours très douloureuses, *4 injections intra-veineuses*. Je crois en effet, qu'avec 4 injections intra-veineuses, ainsi que je l'ai préconisé (1), on obtient la stérilisation de la syphilis dans un certain nombre de cas. La proportion des cas stérilisés ne paraît malheureusement pas énorme et les résultats obtenus sont très différents suivant qu'on a à faire à un chancre syphilitique, à des accidents secondaires, à des syphilis tertiaires ou à de la parasyphilis.

Dans le chancre syphilitique, on obtient la stérilisation une fois sur deux environ, par la méthode des 4 injections intra-veineuses. Aux périodes secondaire et tertiaire, la proportion décroît dans des proportions considérables.

Prenons comme type cette *méthode de stérilisation de la syphilis*. Comment la pratiquerez-vous ? Vous ferez une première injection de 30 centigrammes ; 6 jours après, une seconde injection de 40 centigrammes ; la semaine suivante, une autre injection de 50 centigrammes, et enfin, une *ou mieux deux semaines plus tard*, une dernière injection de 60 centigrammes. Autrement dit, vous augmentez de 10 centigrammes à chaque injection. Les injections sont donc faites aux époques suivantes: premier jour, sixième jour, treizième jour, vingtième ou mieux vingt-

(1) MILIAN, Les doses de 606. (*Paris médical*, 25 février 1911).

septième jour. La totalité de la médication est distribuée en l'espace de vingt-un ou vingt-sept jours.

Après une injection intra-veineuse, l'arsenic s'élimine en cinq jours. C'est ce qui permet d'injecter au sixième jour, la deuxième dose sans danger d'accumulation.

Nous donnons, ainsi sans danger pour le malade, par cette méthode fractionnée, une dose de médicament (1^{gr},80 au total) beaucoup plus grande (1) que nous ne pourrions le faire en une seule injection ; et, d'autre part, il est vraisemblable, étant données les périodes rapprochées auxquelles sont faites les injections, que les microorganismes restent continuellement sous le coup de la médication et n'ont pas le temps d'acquérir l'arséno-résistance.

Mais là surtout, il est une *précaution essentielle* et qui est celle-ci : *ne jamais augmenter la dose d'une injection, si la précédente a été mal supportée*. C'est un principe dont il ne faut jamais se départir. Cela semble banal à dire, mais je vois cette précaution souvent négligée.

Comment reconnaître si la dose n'a pas été bien supportée ? Au caractère des réactions subséquentes dont nous avons parlé plus haut et auxquelles nous renvoyons le lecteur (page 40).

(1) La dose de 60 centigrammes est rarement atteinte, surtout chez les femmes

On augmentera les chances du sujet de bénéficier de cette thérapeutique stérilisante, en faisant suivre la cure arsénicale d'une *cure mercurielle intensive :* soit 30 injections de benzoate de mercure, de 2 à 4 centigrammes chaque jour, soit mieux encore le « médicament héroïque » de la syphilis, le *calomel*, à la dose de $0^{gr},07$ par injection hebdomadaire, la première étant faite une semaine après la dernière de salvarsan jusqu'à un total de 4 ou 6 injections. Si un traitement peut être stérilisant, je crois que cela sera celui-là.

On joindra à ces injections mercurielles et *en même temps qu'elles*, une cure hydrargyrique administrée par une autre voie, car il y a, comme je l'ai depuis longtemps indiqué, grand avantage à multiplier les voies d'absorption pour intensifier l'action médicamenteuse (1). On appliquera des *pastilles sous-préputiales* (2) chez l'homme, des *billes vaginales* chez la femme, suivant la méthode que j'ai préconisée et l'on fera prendre chaque jour, par la bouche, midi et soir une cuillerée à

(1) Milian, Un nouveau mode d'administration du mercure (*Progrès médical*, 11 décembre 1909, p. 634).

(2) Milian, L'administration du mercure par la voie glandulaire sous-préputiale (*Progrès médical*, 19 février 1910, p. 113). Les billes mercurielles vaginales (*Progrès médical*, 26 mars 1910, p. 180).

soupe de la solution suivante qui est d'une très grande activité :

Biiodure de mercure.......... $0^{gr},20$
Iodure de potassium.......... 20 gr.
Eau....................... 300 —

Appréciation du Résultat. — La « cure de stérilisation » terminée nous en attendons les résultats. Pour les apprécier, il faudra suivre le malade d'une manière régulière, sans lui faire des traitements systématiques, à l'aveugle. Au lieu de lui faire ingérer incessamment du mercure ou d'autres médicaments, il vaudra mieux surveiller l'apparition des accidents : accidents cutanés, muqueux, ganglionnaires. Les symptômes nerveux, surtout, devront être recherchés d'une manière méthodique et systématique : troubles de l'audition, troubles visuels, réflexes, etc. Si rien n'apparaît après un chancre au bout de 4 ou 5 mois, les chances du malade sont pour la guérison. Mais l'absence de symptômes n'est pas comme vous le savez, une preuve de guérison ; l'intégrité du malade est pour ainsi dire la règle après la thérapeutique par le salvarsan, surtout par l'emploi de la méthode des quatre injections ; les récidives sont tardives et ne se produisent guère qu'après 6 ou 7 mois.

Il faudra donc recourir à la réaction de Wassermann pratiquée d'une manière systématique tous les deux mois par exemple, et nous serons ainsi informés de ce qui se passe dans l'intimité des tissus, puisqu'il y a un parallélisme assez ordinaire, entre l'apparition des accidents syphilitiques et l'apparition de la réaction de Wassermann.

Si vous voyez à un moment donné *la réaction de Wassermann redevenir positive*, c'est que vous avez manqué votre stérilisation et que l'individu n'est pas guéri.

Si la réaction de Wassermann est au contraire restée négative, serez-vous en droit de dire que ce malade est guéri? Non, puisqu'il y a des sujets qui, avec une réaction de Wassermann· négative, présentent des accidents syphilitiques en évolution. Vous recourrez alors, à cette réaction que je préconise depuis plus d'un an, sous le nom de *réaction d'épreuve*.

Cette réaction d'épreuve est basée sur les phénomènes suivants, dont vous trouverez la relation détaillée sous le nom de *réactivation biologique de la réaction de Wassermann* dans un article de *Paris Médical* du 26 août 1911 (1) et dont j'ai déjà fait entrevoir l'importance dès les premiers jours de décembre de l'année 1910, à la Société de dermatologie (2).

Il a été constaté à diverses reprises que des

____

(1) MILIAN, La réactivation biologique de la réaction de Wassermann. (*Paris Médical*, 26 août 1911.)

(2) *Bulletin de la Société de dermatologie*, décembre 1910, page 323, mars et juillet 1911,

sujets qui avaient une réaction de Wassermann négative la voyaient devenir positive
lorsqu'on les traitait. Les uns disaient : « vous
voyez, le médicament ne vaut rien puisqu'il
n'empêche pas la réaction de Wassermann
d'apparaître. » Les autres disaient : « c'est la
réaction de Wassermann qui est en défaut
puisqu'elle apparaît dès qu'on soigne le malade.
Toutes ces réactions de laboratoire ne servent
à rien, ce ne sont pas des renseignements
sérieux. Il faut nous en tenir purement et
simplement à la clinique et rien qu'à la clinique. »

J'ai constaté en étudiant les faits de plus
près, que ce phénomène, considéré comme une
exception est au contraire, pour ainsi dire, la
règle et qu'il suffit d'injecter à un malade du
606 par exemple ou de lui faire une cure
mercurielle un peu prolongée, pour faire
apparaître la réaction de Wassermann.

Chaque fois qu'une réaction de Wassermann a été négative chez un sujet syphilitique, j'ai fait cette réaction d'épreuve : si le
malade à des accidents cutanés de nature douteuse, l'apparition de la réaction est un argument en faveur de la syphilis et si elle rede-
vient positive chez un sujet qui n'a plus d'accidents, on est en droit d'en conclure que ce sujet
n'est pas guéri.

Il est donc indispensable de faire 6 mois
après la cure de stérilisation une réaction

d'épreuve. Si la réaction de Wassermann est négative, on injecte 0^{gr}, 30 de Salvarsan dans les veines du sujet, l'on fait des prises de sang 3 jours et 13 jours révolus c'est-à-dire le 4e et le 14e jours après l'injection, et si la réaction reste négative à chaque analyse, il y aura toutes chances pour que le sujet soit guéri.

La valeur du résultat sera d'autant plus grande, que le malade aura eu, préalablement à la cure, une réaction de Wassermann positive, car je crois bien qu'il y a des malades qui n'ont jamais la réaction de Wassermann et qui ne l'ont jamais eue de leur existence de syphilitiques.

On peut résumer ainsi la surveillance du malade : Surveillance clinique ; y ajouter la réaction de Wassermann tous les deux mois, puis au bout de 6 mois, si la réaction reste toujours négative, réaction d'épreuve, c'est-à-dire essai de réactivation biologique de la réaction de Wassermann.

LA CURE FRACTIONNÉE

Supposez maintenant que vous soyiez en présence d'un sujet syphilitique primaire, secondaire ou autre, chez qui, la guérison n'a pas été obtenue, chez qui par exemple, malgré l'absence d'accidents, la réaction de Wassermann soit redevenue positive, spontanément ou par réactivation. Il faudra soigner votre malade.

Peut-on envisager la possibilité du traitement de la syphilis par le salvarsan purement et simplement? La réponse n'est pas douteuse. Oui, on peut soigner la syphilis uniquement par le salvarsan ; j'ajouterais même qu'il est conforme à l'intérêt des malades de le faire en ne faisant passer le mercure qu'au tout arrière-plan, pour permettre d'écarter de temps en temps les injections de 606.

Avant d'énumérer les avantages de cette méthode thérapeutique, examinons sur quelles bases ce traitement de la syphilis pourrait être établi.

Que vaut, relativement au mercure, une injection de salvarsan. Chacun reconnaît aujourd'hui, qu'une injection de 30 ou 40 centigrammes suffit le plus souvent, pour guérir un accident syphilitique ; il y a très peu d'exceptions à cette règle. Avec une injection de salvarsan, on cicatrise une gomme, des plaques muqueuses, des ulcérations cutanées, cela est presque constant. Et il est rare qu'on soit obligé de recourir à une deuxième injection. On est donc en droit d'en inférer qu'au point de vue du malade, une injection de salvarsan vaut une cure mercurielle, soit 30 injections de benzoate, distribuées en un mois, 6 injections d'huile grise en 6 semaines, quatre injections de calomel en quatre semaines. Il faut, en effet, ces doses et ces temps de mercure, pour guérir un accident syphilitique de virulence moyenne. En remplaçant une cure mercurielle, par une injection de salvarsan et en prenant comme base d'application les cures mercurielles recommandées classiquement pour les quatre années non moins classiques du traitement de la vérole, vous ferez :

La *première année*, après la cure de stérilisation, une injection de 606 (0.30 à 0.60 suivant tolérance), tous les deux mois, ce qui fera 6 injections dans l'année ;

La deuxième année, une injection tous les 3 mois, soit 4 injections dans l'année ;

Les troisième et quatrième années, 3 injections dans l'année, c'est-à-dire une injection tous les 4 mois.

RÉCIDIVE AU COURS DE LA CURE FRACTIONNÉE

Si pendant cette cure arsenicale ainsi conduite, c'est-à-dire pendant cette cure fractionnée, et malgré elle, ce qui sera rare, cent fois plus rare qu'avec le mercure, il survient un accident syphilitique quelconque : plaque muqueuse, syphilide tuberculeuse, etc., il va sans dire qu'il ne faudra pas s'en tenir aux données simplistes que nous venons d'indiquer et attendre la date préalablement fixée par le calendrier de cure. Il sera nécessaire de pratiquer immédiatement une injection de 606. — Et, bien que cette injection unique puisse cicatriser l'accident, il ne faudra pas s'en tenir là. D'autres injections seront nécessaires pour parachever la guérison et la maintenir. Ce serait s'exposer à une récidive rapide *in situ* que de s'en tenir à une seule injection et l'observation m'a montré qu'il était bon d'en faire 4 comme pour la cure de stérilisation. Une différence pourtant : il ne sera pas nécessaire d'accumuler les injections en un court espace de temps pour chercher l'addition des doses. Il y aura, au contraire, bénéfice à les écarter de la manière suivante :

1re Injection, 30 ou 40 centigrammes suivant tolérance antérieure ;

2e Injection au 10e jour : 40 centigrammes ;

3e Injection au 30e jour : 50 centigrammes ;

4e Injection au 50e jour : 60 centigrammes. On reprendra ensuite la cure de la maladie, suivant la marche prévue, quitte à remplacer une injection de salvarsan par une cure mercurielle et iodurée, si l'on craint l'arsenicisme.

Mais objectera-t-on? N'y a-t-il pas inconvénient à répéter ainsi les cures arsenicales? Je ne le crois pas, surtout avec les injections intra-veineuses qui s'éliminent si rapidement. J'ai fait déjà, en des temps relativement courts dans des cas de syphilis rebelles, un total d'injections plus grand que le nombre exigé pour la cure complète, suivant la méthode que je viens d'indiquer, sans voir apparaître de signe d'arsenicisme chronique.

C'est ainsi que je mis au traitement par le 606, une malade atteinte de névrite optique, qui devenait rapidement aveugle, malgré des injections mercurielles répétées. La perte de la vision fut enrayée et la vue fut maintenue, en même temps qu'une grosse amélioration se produisit par une série considérable d'injections de 606. Du 21 novembre 1910 au 31 mars 1911, c'est-à-dire en 4 mois et une semaine, 1 injection intramusculaire de $0^{gr},60$; 2 injections intraveineuses de $0^{gr},30$; 2 injections intraveineuses de $0^{gr},40$; 7 injections intraveineuses de $0^{gr},50$ et de $0^{gr},60$. Au total, 14 injections qui représentèrent $6^{gr},70$ de salvarsan.

Je ne cite pas ce chiffre colossal comme un exemple à suivre dans tous les cas, mais pour indiquer à quelles doses énormes on est quelquefois obligé de recourir dans les formes graves de la syphilis et combien ce médicament dit toxique est au contraire merveilleusement toléré par l'organisme.

Ce mode de traitement est donc possible et réalise dès lors un *progrès considérable* dans la thérapeutique de la syphilis. Quelle simplification! Au lieu de faire aux malades ces séries interminables et douloureuses d'injections mercurielles : vingt injections de salvarsan en quatre ans!

Quelle économie de temps pour le malade

et pour le médecin! La physionomie de la cure
est complètement changée au grand bénéfice
des deux intéressés. Et si pécuniairement, la
dépense du client est à peu près la même
qu'autrefois pour la totalité de la cure, du
moins que de temps gagné par la réduction
colossale des visites et attentes chez le médecin.

Combien d'hommes occupés ne peuvent
trouver le temps nécessaire pour réaliser convenablement leur cure mercurielle !

Cette raréfaction des visites du malade chez
le médecin présente encore un autre avantage :
celui de la *discrétion*. Combien d'hommes
mariés sont dans l'impossibilité de prendre
leurs médicaments, pilules, potions ou frictions, sous peine de révéler leur maladie à l'entourage ou bien ne peuvent se rendre chez le
docteur aussi souvent qu'il faudrait, pour recevoir les injections indispensables !

Et enfin, ce traitement qui fait disparaître si
rapidement les accidents contagieux ne de-
vrait-il pas être employé d'une manière constante pour éteindre la syphilis? Cette cicatrisation prompte des érosions et lésions conta-
gieuses est le meilleur moyen prophylactique
qu'on puisse imaginer, pour *empêcher la contagion* des proches, s'il s'agit du milieu fami-
lial, et la propagation au dehors de la maladie,
s'il s'agit des prostituées. Il serait à souhaiter
que le traitement par le salvarsan devienne

obligatoire pour celles-ci et de la sorte, il est certain que la syphilis diminuerait immédiatement dans une énorme proportion.

TRAITEMENT DES SYPHILIS REBELLES
ET RÉCIDIVANTES

Nous avons envisagé jusqu'alors le traitement de la syphilis ordinaire si l'on peut dire, de celle qu'on observe le plus fréquemment et qui se limite aux quelques accidents de la première année, tenue en bride le reste du temps par le traitement institué. Mais il y a des syphilis, que l'on peut qualifier d'extraordinaires, ce sont les syphilis *rebelles* et *récidivantes*. Je veux en donner un exemple : je voyais, il y a quelques années, un malade qui avait sur la verge une vaste et très profonde ulcération plus grande qu'une pièce de cinq francs. Il va sans dire que cette ulcération le gênait énormément pour remplir ses devoirs de mari ; il en était même à peu près absolument incapable et faisait de la neurasthénie noire ; c'était la ruine de son foyer. Cet homme était venu à plusieurs reprises se faire soigner à l'Hôpital Saint-Louis par les traitements classiques à cette époque ; le regretté docteur du Castel lui fit faire le traitement « héroïque » de la syphilis, c'est-à-dire des injections de calomel ; on lui faisait donc 4, 5, 6 injections de calomel et l'ulcération se cicatrisait. Mais quinze jours après, l'ulcération reparaissait. Comme il est classique de ne pas faire plus de quatre ou six injections de calomel de suite et de laisser un intervalle de quelques semaines (trois ou quatre) pour éviter la stomatite et l'intoxication, cet homme avait sans cesse depuis trois ou quatre ans une plaie sur la verge, qui restait pour lui un véritable cauchemar. Il n'avait même pas le bénéfice d'utiliser les courtes périodes de cicatrisation de la plaie, pour renouer les liens conjugaux, car il sortait des cures mercurielles fatigué, anéanti, dans l'impossibilité d'ébaucher une érection. A la mort du docteur du Castel, cet homme se remit entre mes mains ; je lui fis une première série d'injections de calomel qui le guérit de son ulcération, mais une fois guéri, connaissant les récidives antérieures, au lieu d'interrompre entièrement la cure, je lui fis dix jours après celle-ci, une injection de 0^{gr},05, puis une autre quinze jours après, et, enfin, une tous les mois pendant près d'un an. Grâce à cette thérapeutique soutenue, le malade guérit de son ulcération d'une manière définitive. Il va sans dire que cet homme est dans la joie : il a recouvré l'usage de sa fonction sexuelle, et sa reconnaissance n'a pas de bornes.

Avec le salvarsan, nous nous inspirerons exactement du même principe directeur, c'est-à-dire qu'à une syphilis *récidivante*, nous devrons, non pas faire des injections éloignées comme dans la cure type, mais au contraire rapprocher les échéances ; quand nous saurons que nous aurons à faire à un accident rebelle ou récidivant, nous ferons, je suppose, après notre cure de stérilisation, une injection tous les mois, puis une tous les deux mois, puis tous les trois mois et nous arriverons ainsi à la stérilisation définitive de l'accident.

TRAITEMENT DES FORMES CHRONIQUES
DE LA SYPHILIS

(Leucoplasie, tabes, paralysie générale.)

Cette thérapeutique fractionnée par le salvarsan aux doses de 30 et 40 centigrammes doit être appliquée également aux formes chroniques de la syphilis, et j'entends par là, la *leucoplasie*, le *tabes*, la *paralysie générale*. Ce sont des accidents syphilitiques très rebelles, récidivants par excellence et il ne faudrait pas se contenter vis-à-vis d'eux, de faire une cure, puis d'attendre patiemment pendant six mois qu'il survienne d'autres complications. *Ce sont des malades qu'il ne faut jamais laisser sans traitement, il faut les maintenir continuellement sous le coup de la médication antiparasitaire, mercure ou 606.* A maladie chronique, il faut un traitement chronique.

Au lieu de faire à ces patients une simple

cure stérilisante de 4 injections, il faut les maintenir sous l'action de la médication pendant des années, une injection tous les mois, par exemple. On pourra remplacer de temps en temps une injection de salvarsan par une cure mercurielle, mais chez certains malades, particulièrement chez le paralytique général, il y a intérêt à n'employer que cette médication sans mercure, car, chez lui, le mercure est souvent nuisible ; presque toujours, nous voyons après les cures mercurielles les accidents des paralytiques généraux s'exagérer.

Dans ce cas, comment ferez-vous ? Après la cure stérilisante que vous aurez essayée d'abord, vous ferez toutes les trois semaines, puis tous les mois, une injection de 606 (0^{gr}, 30 en moyenne, et moins s'il le faut) et je suis persuadé que vous obtiendrez ainsi des résultats inespérés. J'en suis persuadé parce que je l'observe tous les jours, et il ne faut pas dire, comme on le répète à chaque instant, que le salvarsan n'a aucune action dans le tabes et dans la paralysie générale.

On dit même que le salvarsan est contre-indiqué dans la paralysie générale et le tabes, parce qu'il y peut provoquer des accidents, mortels même. Il est certain que l'administration de la médication est beaucoup plus délicate chez ces malades que chez les syphilitiques ordinaires: les réactions nerveuses sont à craindre chez eux. Mais, en s'inspirant des précautions indiquées, les risques seront réduits au minimum et, en tout cas, les accidents mortels pourront être évités.

Pourquoi refuser aux paralytiques généraux cette chance de salut ? Ils sont voués au gâtisme et à la mort en l'espace de deux ou trois ans. N'est-on pas autorisé dans ce cas, à tenter chez eux, une médication même dangereuse. Nous voyons tous les jours les familles accepter le raisonnement suivant que leur adressent les chirurgiens : « Votre malade est perdu. Seule une opération peut le sauver, mais cette opération peut aussi précipiter le dénouement. »

Les familles comprennent généralement ce raisonnement chirurgical ; pourquoi ne le comprendraient-elles pas également sur le terrain médical ? Le seul obstacle à leur acceptation, c'est que, dans les affections chirurgicales, le tableau du malade est plus dramatique : les parents voient la mort qui vient, ils la voient même quand elle ne doit pas venir, car ils ne savent pas reconnaître les symptômes graves souvent insidieux et cachés et se laissent influencer au contraire par les symptômes bruyants souvent sans danger.

Dans la maladie chirurgicale, le danger est proche. C'est une question d'heures. La famille n'a ni le temps, ni la faculté de discuter. Et elle dit oui. Au contraire, les parents ont toute tranquillité pour discuter, chez le paralytique général. Ils ne peuvent comprendre, ni admettre que cet homme valide, au cœur, aux poumons, aux organes sains, qui n'a que quelques troubles de la mémoire et de la parole soit destiné à la folie complète, à la démence et à la mort en quelques années. Ils espèrent toujours l'erreur de diagnostic, ils la croient souvent et ne se rendent à l'évidence que lorsqu'il est trop tard.

J'ai indiqué déjà quelle influence importante le salvarsan possédait sur la lymphocytose du tabes et de la paralysie générale (1). J'ai montré que dans un grand nombre de cas, après une cure de 606, la lymphocytose, c'est-à-dire la lésion anatomique elle-même du tabes et de la paralysie générale, diminuait avec rapidité.

Ces constatations m'ont engagé à poursuivre avec persévérance, bien qu'on l'y ait dit contre-indiqué, le traitement de ces maladies par le salvarsan. Les résultats sont excellents à condition de prolonger la cure, un an ou davantage, car, je le répète, à ces maladies chroniques, il faut un traitement chronique. Ce que j'observe ne fait que me confirmer dans mon opinion : les *tabétiques* qui le supportent, en retirent, la plupart du temps, un

____

(1) Milian et Lévy-Valensi, La numération des éléments cellulaires du liquide céphalo-rachidien pour apprécier l'évolution des lésions et l'action thérapeutique dans les maladies nerveuses syphilitiques. (*Bulletin de la Société médicale des hôpitaux,* séance du 26 mai 1911.)

grand bénéfice. Disparition des douleurs, relèvement des forces, disparition des troubles vésicaux, etc. Sicard a également obtenu d'excellents résultats.

Les *paralytiques généraux* eux-mêmes peuvent également s'améliorer, comme en témoigne l'exemple suivant que je tiens absolument à vous rapporter.

Au mois de janvier de l'année 1911, on arrêta sur les grands boulevards un homme, qui se livrait à toutes sortes d'excentricités; il fut conduit à l'infirmerie du dépôt, où l'on reconnut la paralysie générale ; de là, on l'envoya dans un asile d'aliénés.

Sa femme, qui l'aimait beaucoup, vint alors me trouver et me demanda si on pouvait traiter ce malade par le 606. Je lui dis que oui, en prenant certaines précautions, que j'avais obtenu déjà des résultats encourageants et que par conséquent, on pouvait tenter la cure. De nombreux avis contraires au mien furent donnés à cette femme et, à cause de cela, le traitement fut différé 2 ou 3 semaines. Au bout de ce temps, l'état s'aggravant, la femme du malade passa outre aux avis défavorables et me demanda de commencer le traitement.

Cet homme était en proie à une violente *excitation*. Il marchait à grands pas dans la pièce où on l'avait enfermé, parlant sans cesse, menaçant ses gardiens, brisant les objets quand la fantaisie lui en prenait. On le surprit un jour au moment où il cherchait à mettre le feu.

Il avait en outre un *délire ambitieux* des plus accusés : Il rêvait d'organiser le trust de toutes les grandes Compagnies maritimes dont il aurait été le directeur ; il aurait ainsi réalisé des bénéfices considérables, des millions, et avec cette somme énorme, il aurait résolu la question sociale ; il n'y aurait plus eu de malheureux sur terre.

Joignez à cela un état de *démence* relatif ; il était dans l'impossibilité absolue d'écrire. Outre le *tremblement* qui l'empêchait de tracer les lettres, il lui était impossible de faire des phrases ayant un sens. Les mots étaient incomplets ou inintelligibles.

Les *troubles de la parole* étaient très accusés et des plus caractéristiques.

Les échantillons de ses lettres que nous donnons plus loin sont des témoins irrécusables de sa déchéance intellectuelle, de son délire et de son tremblement.

Je lui fis donc une première injection intraveineuse de $0^{gr},20$ de salvarsan, le 1er mars 1911.

Le malheur voulut qu'à la suite de cette première injection, il se produisit quelques troubles cardiaques dont la cause ne fut pas très bien élucidée, mais à cause desquels un médecin réputé, consulté, conseilla d'interrompre la médication. On l'interrompit donc pendant 2 mois 1 / 2. temps pendant lequel il

fut fait au malade un certain nombre d'injections d'énésol. L'écriture, durant ce temps,
s'améliora quelque peu, mais le délire per-
sista toujours intense, le langage devint de
plus en plus mauvais, et les opérations intellectuelles étaient toujours à peu près nulles.

C'est alors que sa femme vint me voir et
me dit : « On a interrompu la médication en
raison des troubles cardiaques ; c'est peu de
chose les troubles cardiaques ; ce sera bien
pis si mon mari reste fou et s'il est perdu à
tout jamais pour moi : il délire toujours, il a
des troubles de la parole de plus en plus accusés, il me parle grossièrement, ne me témoigne
plus aucune affection, il faut absolument reprendre le traitement commencé ». Je con-
tinuai donc. Le malade reçut $0^{gr},30$ le 24 mai ;
$0^{gr},30$ le 2 juin ; $0^{gr},40$ le 9 juin ; $0^{gr},40$ le
23 juin, et $0^{gr},40$ le 7 juillet.

Le 11 juillet, l'amélioration était extraordinaire. Le délire avait complètement cessé
et le malade reconnut son erreur, brûlant
tous les papiers qu'il avait noircis pour édifier
les plans de son gigantesque projet. Il reconnut l'inanité de son délire, il reconnut qu'il
avait été fou et il pleura toutes les larmes
de son corps, en remerciant sa femme de
l'avoir fait soigner par ce procédé. Les opérations intellectuelles s'effectuent maintenant convenablement : il écrit très bien les
lettres; il lit; il s'occupe, semble en un mot

proche de l'état normal, à part la persistance de troubles de la parole, qui est encore assez estropiée.

Vous pourrez vous rendre compte de ces faits par les échantillons que je reproduis ici : 1° une lettre écrite de sa main au début de la maladie (fig. 3) qui est illisible et n'a aucun sens ; 2° une autre après traitement, où l'écriture est convenable (fig. 4) et où l'on peut voir le retour du style et de l'orthographe.

Dans les lettres ci-dessous en caractères d'imprimerie, vous verrez la preuve du délire.

« *A Monsieur le Directeur*
   du Comptoir d'Escompte.

« 1° Bon pour un crédit annuel de 25 000 francs.
« 2° Bon pour une voiture automobile de 20 000 frs,
« 3° Bon pour 100 000 francs pour l'achat d'une maison et ses meubles. »

« Paris, le premier mai 1911.

« Mon cher M.... »

« Tu vas aller à Bereby et tu vas recruter 45 000 Kroumirs qui vont embarquer au fur et à mesure que les paquebots passeront.
« 150 par paquebot. »

Le télégramme suivant montre que le délire a disparu.

« Il est absolument nécessaire que tu ailles ce matin chez le Docteur, pour lui témoigner toute notre

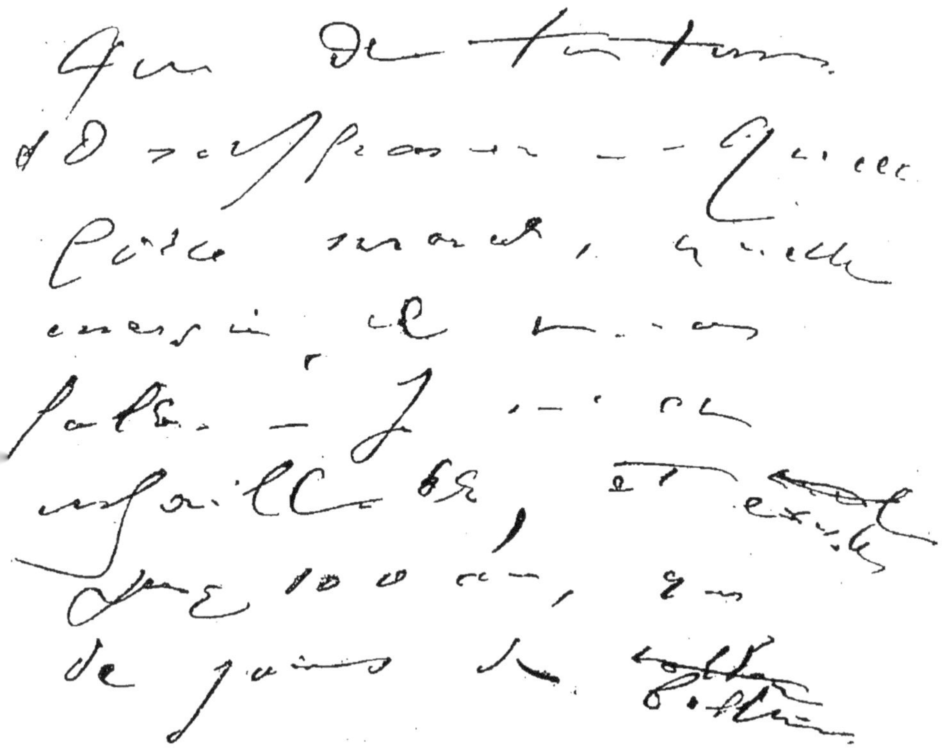

Fig. 3. — Lettre écrite par le malade en avril 1911 (fac-similé).

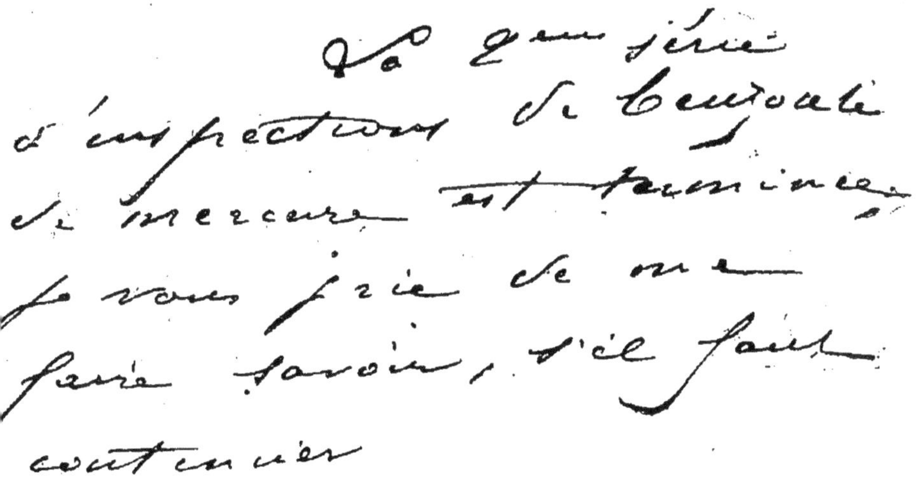

La 2me série d'injections de Cacodyle de mercure ~~est terminée~~. Je vous prie de me faire savoir, s'il faut continuer

Fig. 4. — Lettre écrite par le malade 29 août 1911 (fac-similé).

reconnaissance. Tu recevras de moi vers 9 heures 1/2 une lettre à son adresse et tu en prendras connaissance avant de partir. Bons baisers.

« A..... »

« A expédier, s'il vous plaît, sans retard. »

Télégramme remis par le malade *le 11 juillet 1911* au directeur de la maison de santé, pour être envoyé à sa femme.

Une même multiplication a été faite par le malade avant et après le traitement. Non

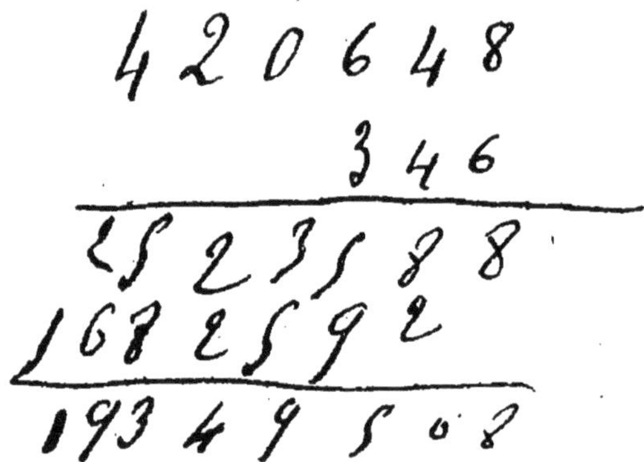

Fig. 5. — Multiplication faite le 2 juin 1911 (face-similé).

seulement la première multiplication (fig. 5) fourmillait d'erreurs, mais il y avait un facteur oublié ; d'où seulement deux produits partiels, au lieu de trois. La même opération faite il y a quelques jours (fig. 6) est absolument correcte et sans la moindre faute.

Je ne crois pas qu'il s'agisse là d'une simple coïncidence, je crois que la thérapeutique a joué un rôle dans la circonstance. Je n'oserais

affirmer que le malade est guéri, mais il y a
du moins une modification considérable, et
je crois qu'on pourra la maintenir si on

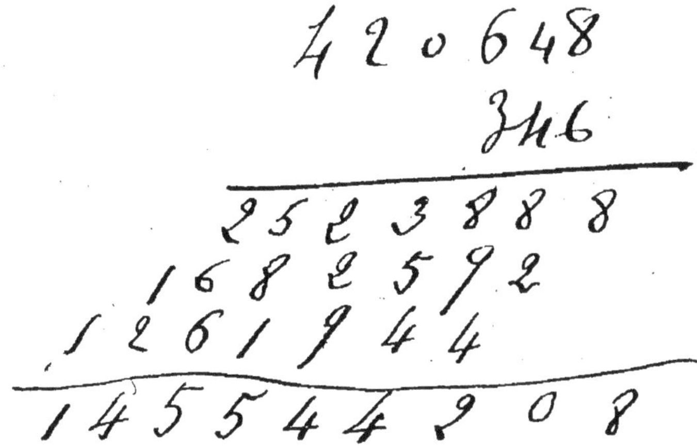

Fig. 6. — La même faite le 25 septembre 1911 (fac-similé).

continue à garder ce malade sous l'influence
du traitement, en lui faisant une injection
de salvarsan de 30 ou 40 centigrammes toutes
les 3 semaines ou tous les mois par exemple (1).

(1) Conférence faite à l'hôpital Saint-Louis le 29 septembre 1911.

TROISIÈME PARTIE

TECHNIQUE DES INJECTIONS INTRA-VEINEUSES DE SALVARSAN

Les injections intra-musculaires de 606, solubles, insolubles, ou en excipient huileux, sont toujours plus ou moins douloureuses, même quand elles sont très bien faites. Aussi les injections intra-veineuses sont-elles à peu-près exclusivement employées aujourd'hui : elles sont absolument indolores et n'immobilisent pour ainsi dire pas le patient. Elles sont, d'ailleurs, d'une très grande activité.

Voici la technique qui me paraît la plus pratique.

LA SOLUTION

On ne peut injecter dans les veines le précipité ordinairement employé pour l'injection intra-musculaire ; on produirait fatalement des embolies mortelles. Il faut donc se servir d'une solution absolument limpide. On emploie, dans ce but, le matériel et la préparation suivants :

Matériel pour la préparation de la solution. — *Un verre gradué* de 100 centimètres cubes par exemple, plus grand si l'on veut préparer la solution mère, qui servira pour plusieurs patients à injecter à la suite l'un de l'autre.

Un gros agitateur, capable de servir à la trituration, et non pas seulement à l'agitation.

Le verre gradué et l'agitateur ont, dans tous les cas, et quel que soit le mode de préparation employé, préalablement bouilli un bon quart d'heure, pour donner toutes les garanties d'asepsie.

Sérum artificiel stérilisé, solution de chlorure de sodium à 6 p. 1 000, et non à 9 p. 1 000, 500 grammes, préparé avec de l'eau distillée le jour même (voir page 43).

Lessive de soude du commerce à 15 p. 100, dans un flacon compte-gouttes.

Acide acétique cristallisable, dans un flacon compte-gouttes.

Préparation de la solution. — Il en existe trois modes. Nous les donnons tous, en faisant remarquer que le plus simple et le plus employé est le premier, et en les désignant sous les noms de : *a*) préparation actuelle ; *b*) ancienne préparation ; *c*) solution acide.

Le 606 ou salvarsan est le *dichlorhydrate* de

dioxydiaminoarsénobenzol. Il est directement soluble dans l'eau, contrairement au dioxydiaminoarsénobenzol, qui ne se dissout dans l'eau qu'à la faveur de la soude.

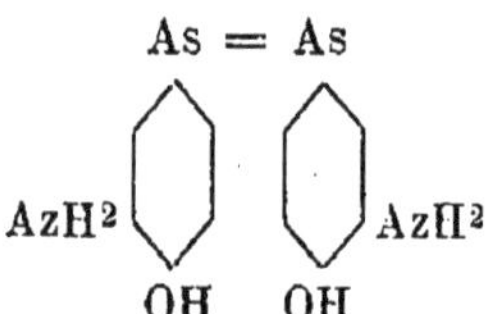

Chlorhydrate de dioxydiaminoarsénobenzol ou salvarsan.

La solution de salvarsan dans l'eau ou le sérum artificiel est donc très acide.

Dioxydiaminoarsénobenzol.

A ce titre, l'emploi de la solution aqueuse de salvarsan a fait craindre, ce qui n'est peut-être pas très justifié, la coagulation des albumines du sérum sanguin et la production d'embolies. C'est pour cela qu'Ehrlich et Hata (1) ont recommandé la neutralisation par la soude. Il se forme, dès lors, le sel disodique du dioxydiaminoarsénobenzol.

(1) EHRLICH et HATA, Die experimentelle Chemotherapie der Spirillosen, p. 21.

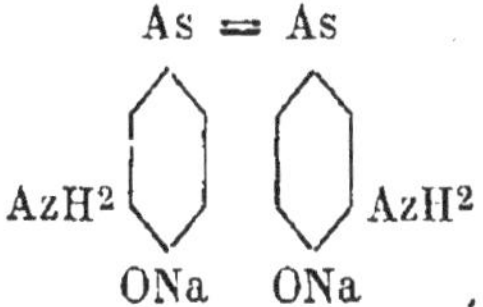

C'est ce sel sodique qui est injecté.

A) Préparation actuelle. — (Sans acide acétique). — On peut préparer la solution d'une manière très simple en dissolvant le sel dans le sérum artificiel chaud et en neutralisant cette solution acide par la soude.

On versera le contenu d'un tube de salvarsan dans du sérum, 50 centimètres cubes par exemple. On agitera avec un agitateur en verre. Pour empêcher que la poudre de 606 ne se prenne en grumeaux difficiles à dissoudre, il est bon de ne la faire tomber dans le liquide que par petites quantités et en saupoudrant, en ayant soin d'agiter vivement et immédiatement avec l'agitateur. Il faut obtenir la dissolution presque immédiate de la poudre qui vient de tomber. Quand des grumeaux se forment, il faut les écraser contre les parois du vase ce qui n'est pas toujours facile, le grumeau formé ayant une consistance très visqueuse.

On aura ainsi une *solution absolument limpide*, extrêmement acide, puisque le sel est un dichlorhydrate. Une goutte de phénolphtaléine laisserait ce liquide absolument incolore.

On neutralisera ce liquide en versant goutte
à goutte de la *lessive de soude.*

Voici, approximativement, le nombre de
gouttes nécessaires à la neutralisation :

	gr.		gr.	cc.	Gouttes de soude caustique liquide à 15 0/0
Pour 0,60 de salvarsan	1,308	=	1,14	= env.	23
— 0,50	—	1,090	= 0,95	= env.	19
— 0,40	—	0,872	= 0,76	= env.	15
— 0,30	—	0,654	= 0,57	= env.	12
— 0,20	—	0,436	= 0,38	= env.	8

Peu à peu, le liquide se trouble et forme
un *précipité gélatineux*, jaune verdâtre, formé
par la base du sel.

Mais, ce précipité s'éclaircit progressivement au fur et à mesure que la soude alcali-
nise le milieu ; et, enfin, on obtient une solution absolument limpide, couleur chartreuse
jaune, plus foncée que la première, si les
réactions ont été faites sans phénolphtaléine
comme témoin de la réaction ; rouge porto au
contraire, si, on a mis une goutte de phénolphtaléine, comme moyen de vérification de
l'alcalinité (1).

On étend cette solution avec du sérum pour
avoir une solution à 1 centigramme par cen-

(1) On évitera beaucoup d'accidents, pour des raisons
que nous indiquerons plus tard, en ajoutant à la solution
obtenue comme nous venons de dire, un léger excès de
soude (une goutte ou deux par exemple).

timètre cube, et l'on a ainsi la *solution mère* qui servira à préparer les dilutions à injecter.

La *solution à injecter* doit être diluée de telle manière que 1 centigramme de 606 soit dissous dans $4^{cmc}5$ de sérum.

B) ANCIENNE PRÉPARATION. — Pour préparer le sel sodique, on verse dans le verre la *lessive de soude*, à la dose approximative de X gouttes pour 30 centigrammes de salvarsan.

Il est bon de verser la lessive de soude avant le salvarsan ; sans cela, le salvarsan se prend en des grumeaux durs, qu'il est ensuite très difficile de dissoudre.

Quand toute la poudre est délayée, on se trouve en présence d'un liquide trouble, où nagent des grumeaux, qu'on achève d'écraser sur les parois du verre avec l'agitateur. Au bout de peu de temps, ce liquide se clarifie.

S'il reste du trouble, la solution se clarifiera et prendra une belle coloration jaune, absolument analogue à celle de la chartreuse, dès qu'on y ajoutera du sérum artificiel.

Une pareille solution étant très fortement alcaline et forcément caustique, il importe de diminuer son alcalinité. On y arrive très facilement en versant de l'acide acétique cristallisable qui neutralise l'excès de soude et la transforme en acétate de soude. Quand la neutralisation est parfaite, le 606 dissous à la faveur de la soude, se précipite. On le redissout en ajoutant la quantité de soude *juste* nécessaire.

L'opération de la précipitation et de la redissolution se passe de la manière suivante : on verse goutte à goutte, en continuant d'agiter, l'acide acétique cristallisable ; au contact de chaque goutte d'acide, il se forme des grumeaux qui se redissolvent immédiatement par agitation ; mais peu à peu, lorsqu'on approche du terme de la neutralisation, le précipité reste formé. Si l'on avait l'impatience de verser trop brusquement l'acide acétique, on produirait de gros grumeaux fort difficiles et même impossibles à redissoudre.

Quand le précipité est normal, c'est-à-dire à fins grumeaux, il suffit de verser une, deux, trois gouttes de lessive de soude pour obtenir un liquide clair, limpide, qui, cette fois, est prêt à être injecté.

On peut résumer ainsi le mode de préparation de cette solution :

1° Verser dans un verre gradué la lessive de soude (environ VIII gouttes pour 0,20 de salvarsan) ;

2° Verser *peu à peu* dans cette soude l'arsénobenzol en le délayant et l'écrasant avec l'agitateur ;

3° Diluer et parfaire la dissolution avec du sérum artificiel chaud ;

4° Précipiter le 606 en versant *goutte à goutte* de l'acide acétique cristallisable ;

5° Redissoudre le 606 avec une à plusieurs gouttes de lessive de soude ;

6° Diluer la dose à injecter, dans 200 grammes de sérum artificiel.

C) Solution acide. — Duhot et Fleigg ont recommandé d'injecter dans les veines la solution acide, c'est-à-dire le dichlorhydrate de dioxydiaminoarsénobenzol ou *salvarsan, purement et simplement dissous dans le sérum artificiel.*

Je ne vois, pour ma part, théoriquement, aucune objection à faire à cette méthode. Je ne crois guère à l'acidité, comme facteur de toxicité, malgré ce qu'on a pu dire, car les accidents qu'on a mis sur le compte de l'acidité ou de l'hypo-alcalinité s'observent aussi bien avec des solutions hypercalines. Il suffit, pour ne pas les provoquer, de diluer suffisamment le sel.

Mais le sel acide est plus caustique que le sel alcalin et *les thromboses veineuses sont extrêmement fréquentes avec ces solutions acides ;* pour y remédier, il faut diluer le sel dans la proportion de 1 centigramme pour 9 de sérum ; et il n'est pas sans inconvénient d'injecter dans les veines une aussi grande quantité de sérum artificiel, soit en moyenne 400 centimètres cubes. Pour ces raisons et d'autres encore, nous préférons l'injection alcaline que nous avons décrite en premier lieu.

L'INSTRUMENTATION

J'utilise une instrumentation extrêmement simple, et qui, à ce point de vue, me paraît supérieure aux appareils compliqués imaginés de tous cotés (1). Il s'agit d'un simple entonnoir en verre, forme de gaveuse, auquel est adapté un tube en caoutchouc de $2^m,25$, interrompu par un index de verre, et à l'autre extrémité duquel est une aiguille.

L'*entonnoir* (E) est de petit volume et de faible largeur, de manière à être le moins encombrant possible, puisqu'il est susceptible d'être emporté. Il est cylindrique, de 5 centimètres de diamètre et de 19 centimètres de

(1) L'appareil du Dr Leredde, celui de M. Duret ont chacun des mérites différents : le premier celui de la précision, le second celui de la simplicité et de la commodité pour le praticien, qui n'a qu'une injection à faire de temps en temps.

hauteur, dont 4 pour la tubulure T. Sa paroi porte une graduation, qui permet de connaître la quantité de liquide y renfermée.

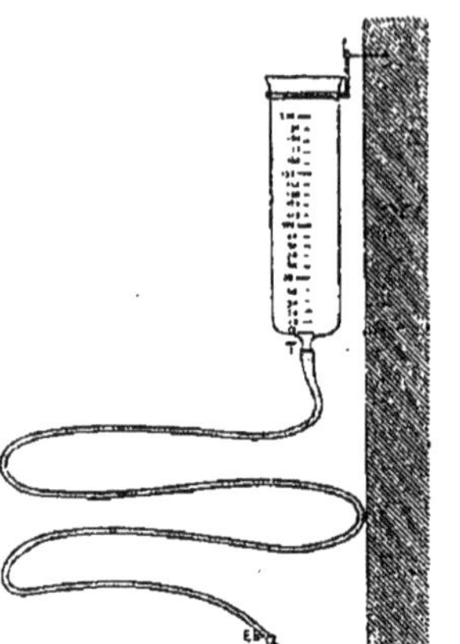

Fig. 7. — Appareil à injection. — E, entonnoir gradué ; T, tubulure de l'entonnoir ; A. tube en caoutchouc de 1ᵐ,50 de long et de 1 centimètre de diamètre; B, tube en caoutchouc de 50 centimètres de long et de 6 millimètres de diamètre; Eb, embout destiné à recevoir l'aiguille; 1, index de verre.

Sur la tubulure inférieure, s'adapte le tuyau évacuateur.

Le *tube* possède une longueur de 2ᵐ,25. Il est formé de deux tubes de calibre différent : l'un, A, de 1ᵐ50 de longueur et de 1 centimètre de diamètre et qui, grâce à cela, peut s'enfiler sur la grosse tubulure T qui termine en bas l'entonnoir ; l'autre B, de 50 centimètres de long et de 6 millimètres de diamètre, qui, grâce à ce faible calibre, peut s'adapter exactement sur *le petit embout* (Eb) destiné à recevoir l'aiguille. Les deux tubes sont réunis l'un à l'autre par un *index de verre* 1 à deux calibres différents, correspondant à chacun des tubes de caoutchouc qu'ils sont destinés à joindre. Cet index de verre, outre son rôle de coadjuteur, sert en même temps à vérifier le passage du liquide à travers le tube et à surveiller la fin de l'opération.

Il y a intérêt à employer des *aiguilles* dont les caractéristiques sont les suivantes :

La *longueur* sera de 48 millimètres, non compris le pavillon. Cette taille permet de saisir facilement l'aiguille loin de la pointe et au-dessous de la tubulure. Elle est juste suffisante pour ce but. Une longueur plus grande ne faciliterait pas davantage la prise et retarderait l'apparition du sang à la tubulure.

Un *diamètre* de 1 millimètre, y compris l'épaisseur de la paroi de l'aiguille. Ce gros calibre, à peu près analogue à celui des aiguilles à ponction lombaire, est commode pour les grosses veines.

Quand l'aiguille de 1 millimètre de diamètre est dans la veine et que le lien s'opposant à la circulation de retour est posé, le sang sort en véritable jet par ce gros calibre, et l'on pourrait un instant croire qu'on a perforé une artère, si la continuité de l'écoulement, dépourvu de toute pulsation, ne venait immédiatement détromper.

Il est bon d'avoir des aiguilles de calibre inférieur, pour les veines plus petites ; en tout trois calibres : gros, moyen et petit.

Le *biseau* aura 5 millimètres. Cette longueur de biseau est la particularité la plus importante de ces aiguilles. Elle permet de cathétériser la veine à coup sûr, sans risque de la perforer, car elle permet de suivre la pénétration de la pointe dans la profondeur, en

Fig. 8. — Aiguille à grand biseau.

indiquant le moment précis où la paroi de la veine est perforée (voyez plus loin).

Certains auteurs préfèrent les aiguilles à *biseau court*. On peut les employer également, mais elles ne permettent pas de se repérer aussi facilement au cours de la ponction veineuse. Lorsqu'on emploie les aiguilles à biseau court, la ponction de la veine doit être faite en enfonçant l'aiguille parallèlement à l'axe de celle-là.

MANUEL OPÉRATOIRE

Le malade. — Le *malade* doit avoir l'*estomac vide*, et pour cela n'avoir pris que quelques aliments liquides (bouillon ou lait) deux ou trois heures auparavant, ou être complètement à jeun depuis trois ou quatre heures, temps nécessaire à la digestion pour l'évacuation stomacale des aliments solides. La présence d'aliments dans l'estomac prédispose aux vomissements et aux états syncopaux.

Il est bon de mettre pendant 48 heures au

régime déchloruré les malades chez qui l'on redoute les effets nocifs du chlorure de sodium.

Le patient est *couché sur un lit*, recouvert d'une toile cirée. Le lit est indispensable pour que le malade soit confortablement installé et puisse conserver l'immobilité nécessaire. Un divan, sans dossier ni bras, peut remplir le même office.

La table d'opération est trop étroite et ne permet pas de poser convenablement le bras du sujet à une certaine distance du corps, à moins d'y ajouter un support latéral. Elle est, de plus, peu confortable et trop impressionnante.

Chez soi, on peut avoir un petit lit de fer de 80 centimètres de large, qu'on dispose de telle manière qu'on puisse circuler facilement autour de lui ; il doit être placé en bonne lumière, au voisinage de la fenêtre ou de la source de lumière artificielle, suivant qu'on emploie l'une ou l'autre.

En ville, on peut laisser le malade dans son lit, à condition que l'on puisse manœuvrer à l'aise autour de ce lit, qu'on ait, par conséquent, fait enlever les meubles qui peuvent gêner, et surtout à condition que l'éclairage soit bon, les veines, n'étant pas toujours très apparentes.

Choix de la veine. — Le choix de la veine ne peut être fait qu'après *compression* du bras destinée à empêcher la circulation de retour et par suite à gonfler les canaux veineux.

Le lien (compresseur brachial de Sauphar, ou tube de caoutchouc fixé par une pince hémostatique) est posé sur le bras avec un degré de striction modéré. Une striction forte pourrait arrêter la circulation artérielle, et comme conséquence, empêcher la dilatation des veines, faute de sang nécessaire. Il faut donc s'assurer, à la palpation de la radiale, que la circulation artérielle continue, malgré le lien brachial.

Le lien ne doit pas être posé trop longtemps l'avance : tout doit être préparé : solution, aiguilles flambées, etc., avant l'application du compresseur. Le temps du nettoyage de la peau suffit pour que les veines deviennent visibles. Une compression prolongée, j'entends par là 3 à 4 minutes, rend la peau asphyxique, et par suite rend moins apparent le contraste entre la couleur bleue des veines et celle de la peau normalement blanche.

Le *nettoyage* de la peau se fait simplement avec un tampon d'ouate imbibé d'alcool à 90° ou d'eau de Cologne, dont on frictionne la région à opérer. Il ne faut pas employer l'éther, car le froid, dû à l'évaporation de cette substance, fait contracter les veines qui deviennent moins visibles.

La *veine* idéale à choisir est la médiane céphalique, c'est-à-dire la veine qui forme la branche externe du V du pli du coude. Son volume et son éloignement de l'artère humérale la désignent ici comme pour la saignée.

Elle a aussi un autre avantage, qu'elle partage d'ailleurs avec la médiane basilique, c'est que sa brièveté, sa direction oblique, la fixation de ses deux extrémités à deux veines de direction longitudinale, alors qu'elle est transversale, l'immobilisent pour ainsi dire, dans sa position et l'empêchent de fuir devant la pointe de l'aiguille.

La médiane céphalique, qui est une veine relativement profonde, n'est pas toujours très visible, surtout chez les sujets adipeux ; elle est quelquefois d'ailleurs de très petit volume, la basilique ayant pris un énorme développement compensateur ; elle peut même être entièrement absente, car la topographie des veines du bras est très variable. Dans ce cas, il faut bien s'adresser à un autre vaisseau.

La médiane *basilique*, malgré la proximité de l'artère humérale, peut être utilisée, car, ici, l'on ne va pas à l'aveugle comme pour la saignée, et les risques de piquer l'artère sont pour ainsi dire nuls, en suivant le manuel opératoire que nous indiquons plus loin.

Il faut éviter les veines à trajet concave, comme il s'en trouve au pli du coude, chez certains sujets très musclés. Il est, en effet impossible à l'aiguille droite et rigide de cathétériser un canal courbe. A cause de cela, j'emploie peut-être plus souvent la veine basilique que la veine céphalique.

Les *veines longitudinales* du bras et de l'avant-bras (céphalique, radiale particulière-ment), qui sont externes et par suite facilement accessibles, sont indiquées. Leur seul inconvénient est leur grande mobilité, à cause de leur longueur et de l'absence de collaté-térales. Elles fuient facilement devant l'aiguille à droite et à gauche de celle-ci, et la ponction est souvent blanche.

Quand toutes ces grosses veines ne sont pas apparentes, l'opérateur est bien obligé de s'adresser à d'autres ; il lui faudra, quelque-fois, prendre de très fines veines de la face antérieure du poignet ou du dos de la main, où il est bien rare qu'on soit gêné par le tissu adipeux. Il faudra dès lors employer des aiguilles plus fines, le calibre de ces veines étant lui-même fin.

Très rarement sera-t-on obligé de recourir aux *veines du membre inférieur* : quand les veines du membre supérieur sont difficiles, celles de l'inférieur le sont également.

Les veines ne se détachent pas toujours en bleu sur les téguments. Quand elles sont grosses et à parois épaisses, où quand elles siègent assez loin dans l'hypoderme, les veines ne sont pas visibles du fait de leur coloration, mais *par la saillie* qu'elles font sous la peau et qu'on serait tenté de prendre pour le tendon d'un muscle. Souvent même, c'est par le toucher seul, c'est par la pulpe de l'index promené à la surface de la peau, qu'on constatera existence du cordon gonflé de sang.

Il est bon de ne pas faire deux fois de suite les injections à la même veine ; le meilleur moyen est de *changer de bras à chaque injection.*

Ponction de la veine. — La *ponction de la veine* est toujours une opération délicate, et qu'un rien peut faire manquer. Il n'est donc pas inutile, au risque de passer pour oiseux, d'indiquer tous les petits détails capables d'aider à la réussite.

Il est indispensable, pour réussir à coup sûr et sans accident l'injection intra-veineuse, que la veine soit cathétérisée par l'aiguille, c'est-à-dire que l'aiguille pénètre dans la veine comme un trocart dans son mandrin. Il ne faut pas se contenter de piquer la veine et de voir sortir du sang par la tubulure ; il faut être sûr que l'aiguille est bien enfilée dans l'axe de la veine et n'est pas seulement enfoncée obliquement, la pointe traversant la paroi postérieure. Il faut qu'elle puisse être poussée sans encombre, aussi loin qu'on veut, dans la lumière du vaisseau, et que le sang continue à sortir malgré cette poussée. On ne saurait trop le répéter.

Pour réaliser ce cathétérisme idéal un premier point est nécessaire : *fixer la veine* de manière à ce qu'elle ne fuie pas devant l'aiguille.

On pourrait être tenté, pour y parvenir,

de serrer la veine sous le pouce placé perpendiculairement à l'axe du vaisseau, de tenir la veine en un mot. Mais, de cette manière, le vaisseau n'est nullement fixé et fuit de chaque côté de la pointe de l'aiguille, comme si le pouce n'était pas là.

Le mieux est de tendre la peau de haut en bas, avec la pulpe de l'index appliqué à 4 ou 5 centimètres, au-dessous du point visé. En tendant la peau, on fixe secondairement la veine. La traction de la peau et du tissu cellulaire ainsi réalisée tend également la veine fixée dans ses mailles et fixe la veine bien mieux que le pouce appuyé. On peut réaliser aussi cette traction avec l'index et le médius de la main gauche disposés en V ouvert en

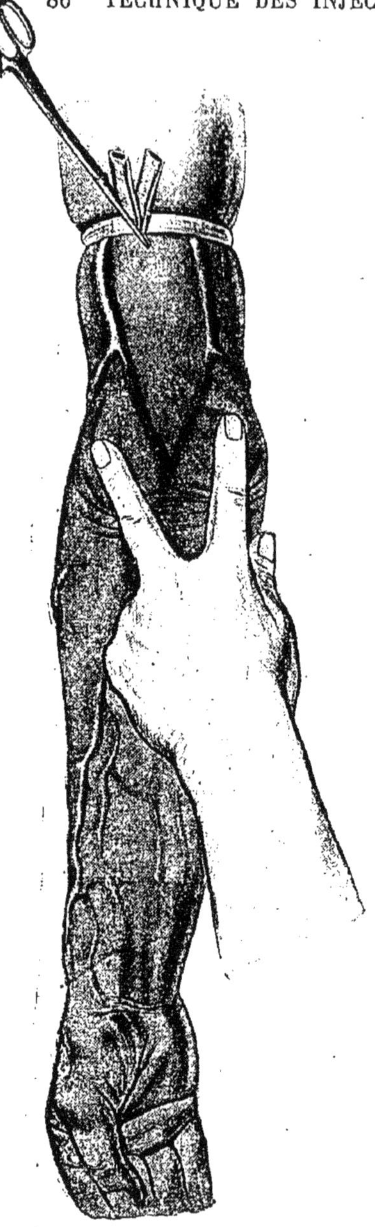

Fig. 9. — Fixation de la veine par traction longitudinale de la peau.

avant et dont la veine représente la bissectrice (fig. 9 et 10). Cette manière de faire peut permettre d'ajouter à la *traction longitudinale*, réalisée en tirant sur la peau du coude vers le poignet, une *traction latérale* en écartant les deux doigts.

Un autre moyen d'immobiliser la veine est de passer la main gauche derrière le bras du malade en tendant la peau, dans le sens transversal, d'un côté avec le pouce, de l'autre avec les quatre doigts (fig. 11 et 12). Cette position a l'avantage d'immobiliser en outre, le bras du malade, mais efface notablement la veine, qui devient beaucoup moins visible.

La veine étant fixée, il faut la *cathétériser*. Pour

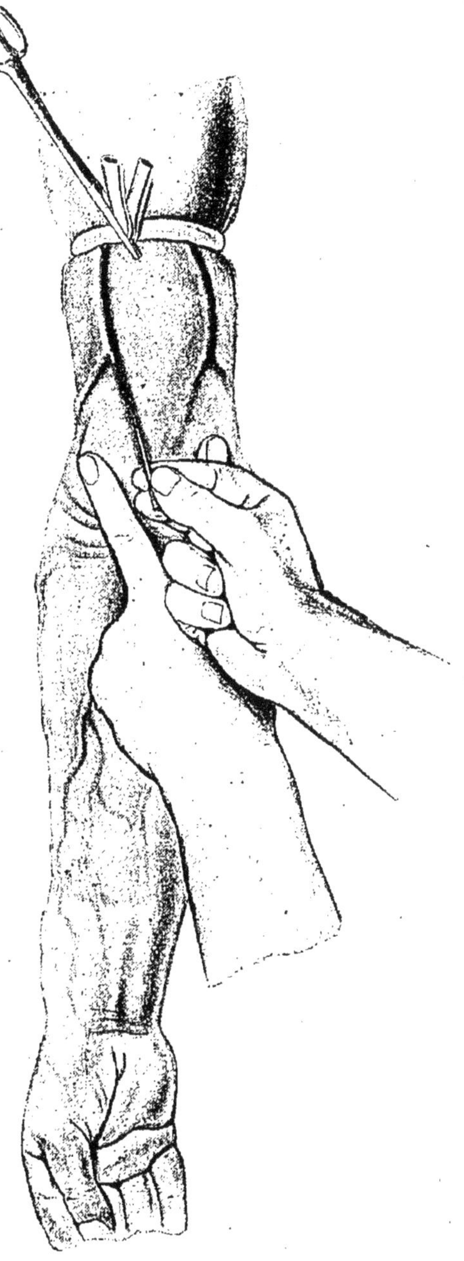

Fig. 10. — Ponction de la veine, après sa fixation par traction longitudinale de la peau.

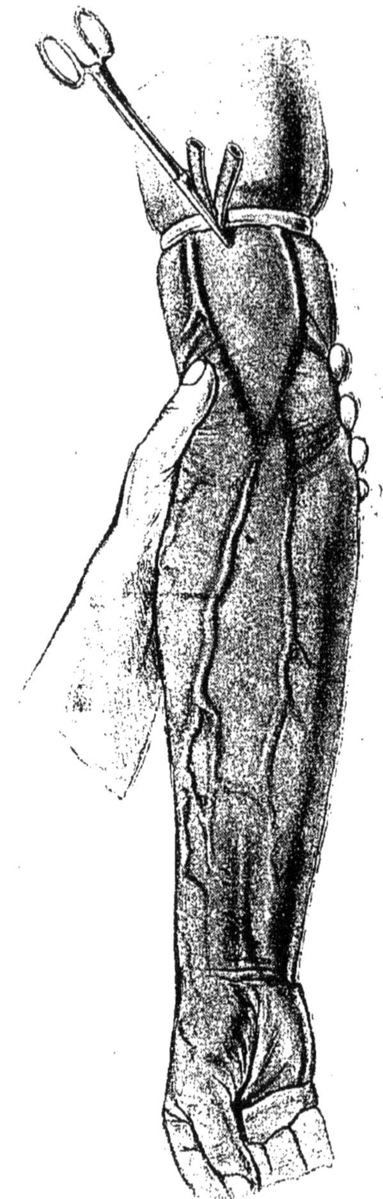

Fig. 11. — Fixation de la veine par traction transversale de la peau.

ce faire, on prend l'aiguille près de sa tubulure, entre le pouce et l'index, le pouce en dessus, et l'on pique la peau sur la veine, puis on enfonce lentement sous un angle de 45° environ.

Grâce à la longueur du biseau de l'aiguille que nous avons plus haut décrite, nous marchons avec sûreté et nous sommes avertis dès que la paroi superficielle de la veine est perforée. En effet, grâce à ce biseau long, dès que la pointe a pénétré dans la veine un tant soit peu, il apparaît immédiatement une petite gouttelette de sang à l'extrémité supérieure du biseau, qui est restée à l'extérieur (fig. 13), ou bien une petite nappe de sang s'étend sur la peau autour de l'aiguille.

Nappe ou gouttelette apparaissent bien avant que le sang n'ait monté dans toute la hauteur de l'aiguille et ne soit apparu au pavillon. Elles nous permettent donc de nous arrêter au moment convenable et de ne pas perforer la paroi opposée.

Il suffit maintenant d'abaisser le pavillon de l'aiguille, de haut en bas et d'avant en arrière, jusqu'à l'amener presque horizontal et parallèle à la direction de la veine, puis de pousser horizontalement d'arrière en avant pour cathétériser la veine. Un petit déclic, en même temps que l'aiguille tombe d'elle-même dans l'horizontalité nous indique que nous avons réussi, et le sang s'écoule en abon-

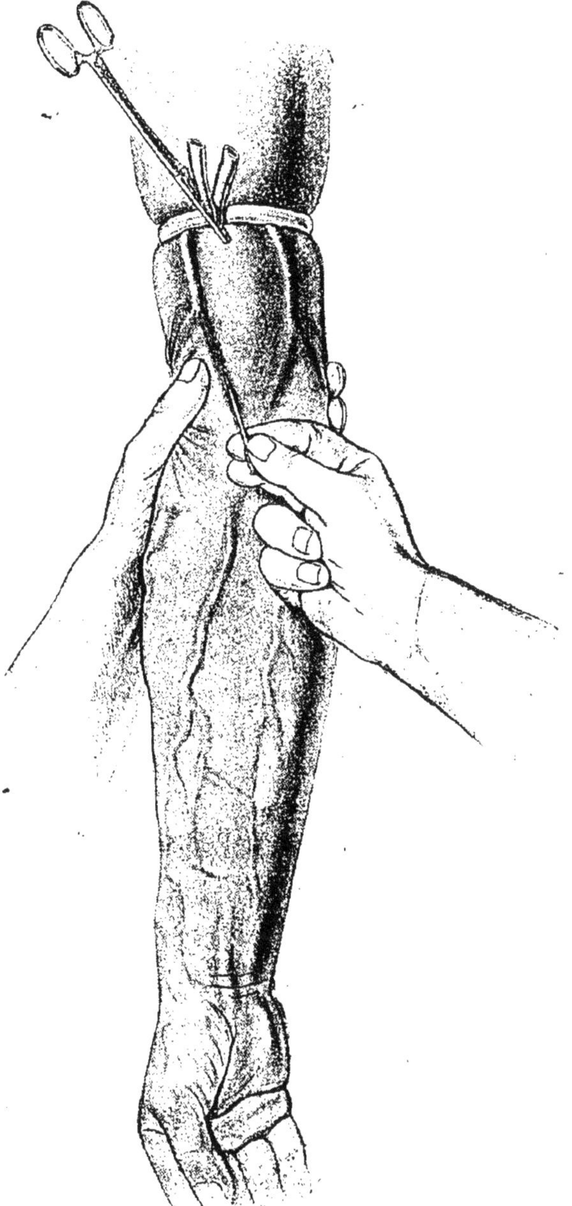

Fig. 12. — Ponction de la veine
après sa fixation par traction transversale de la peau.

dance par le pavillon de l'aiguille. On sent d'ailleurs parfaitement, avec un peu d'habitude, le glissement doux de l'aiguille sur les parois lisses de la veine.

Il est bon, néanmoins, de s'assurer que le cathétérisme est parfait, en continuant à enfoncer l'aiguille alors même que le sang coule. Il faut que le sang continue à s'échapper bien qu'on ait enfoncé l'aiguille de plusieurs millimètres. On a souvent quelque crainte à exécuter cette manœuvre. On se dit volontiers : « Il vient du sang par la tubulure donc je suis dans la veine ; le moindre mouvement m'en ferait sortir, donc je commence. » Et, au bout de quelque temps, l'injection est arrêtée. On n'a jamais à se repentir d'un surcroît de précautions qui, en l'espèce, est un complément d'information. Il faut seulement prendre garde de continuer la poussée dans le sens exact de l'axe de la veine. L'aiguille se trouve

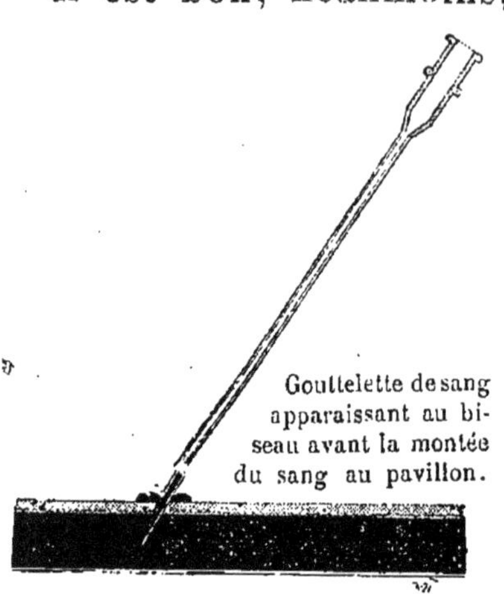

Fig. 13. — Ponction de la veine avec une aiguille à biseau long.

L'issue du sang en haut du biseau B, bien avant son arrivée au pavillon de l'aiguille, nous indique que la paroi supérieure de la veine est perforée et qu'il n'y a plus qu'à cathétériser la veine.

ainsi solidement emprisonnée, et ne risque pas de s'échapper au moindre mouvement du sujet.

Si, en continuant de pousser l'aiguille, le sang cesse de couler au pavillon, c'est que la paroi postérieure de la veine est perforée et que l'aiguille est piquée dans le muscle.

Cet accident arrive surtout quand l'aiguille avait déjà préalablement intéressé la paroi postérieure, ou bien encore lorsqu'on a choisi, à tort, comme vaisseau, une veine à trajet concave, de la concavité duquel l'aiguille devient la corde.

A ce point de vue, la médiane céphalique est souvent inutilisable, parce qu'elle chemine dans une véritable *gouttière* formée par le long supinateur et le tendon du biceps, tandis qu'au contraire la basilique se présente d'une manière constamment favorable, courant sur le dos d'âne formé par le tendon rond du biceps, qu'elle croise perpendiculairement.

Ecoulement du liquide. — Quand l'aiguille est ainsi placée, on y adapte l'ajutage du tuyau de l'appareil, préalablement expurgé d'air, et on laisse couler la solution, *après avoir levé le lien circulaire*, qui fait obstacle à la circulation en retour du sang. Il est indispensable de ne pas laisser couler trop vite la solution. Pour cela, on varie la hauteur du récipient de $0^m,75$ à $1^m,50$ au-dessus du lit du malade. en ayant soin d'étaler le tube de caoutchouc, pour ne pas faire de siphon favorable à l'introduction de bulles d'air. On règle l'écoulement sur les phénomènes constatés chez le malade, en particulier sur la coloration du visage et les modifications du pouls.

Une injection bien faite ne doit pas modifier le visage. Au contraire, quand l'écoulement est rapide, ou, ce qui revient au même, quand la solution est trop concentrée, ou plus encore quand la solution n'est pas très bien préparée on voit le front du malade rougir, puis, peu à peu, la rougeur gagner le reste du visage, injecter les conjonctives, etc. A la moindre érythrose, il faut arrêter l'écoulement en serrant sur le tube, et ne le laisser reprendre qu'au retour du visage à l'état normal, mais en en modérant la rapidité, soit en abaissant le récipient, soit en serrant à demi le tube. Le pouls doit rester régulier. La diminution d'amplitude des pulsations, leur irrégularité doivent faire ralentir ou interrompre l'écoulement pour quelques instants.

La chasse médicamenteuse. — Quand le récipient en verre est vide et que le liquide a disparu dans le caoutchouc, on versera dans la gaveuse 50 centimètres cubes de sérum artificiel. Ce liquide est destiné à chasser intégralement dans la veine la solution à injecter et dont une partie pourrait sans cela rester dans le tube. Il a encore une autre utilité, c'est de laver la veine qui reçoit l'injection et sur les parois de laquelle pourraient demeurer quelques reliquats de la solution irritante. Faute d'avoir pris cette précaution et surtout du fait d'avoir employé des solutions insuffisamment diluées, j'ai eu, au début des injections intra-veineuses, des *thromboses*, de 4 à 5 et même 10 ou 12 centimètres qui ont été sensibles pendant plusieurs jours et ne se sont résorbées que lentement. Depuis que je dilue la solution et lave ainsi la veine au sérum artificiel, je ne vois plus de ces thromboses (1).

Il n'y a pas lieu de craindre l'introduction d'air dans les veines, en ajoutant ainsi du sérum artificiel. Les bulles d'air *remontent* vers la gaveuse et n'ont nulle tendance à *descendre* vers le chemin étroit de l'aiguille. On a d'ailleurs considérablement exagéré ce danger; il m'est arrivé quelquefois de laisser pénétrer une ou deux bulles d'air dans la circulation veineuse, sans qu'il en soit résulté le moindre petit dommage pour le patient. Dans un cas, le glou-glou de la bulle d'air a continué tout le long de la veine céphalique, et le sujet a senti cheminer la bulle d'air jusqu'à l'aisselle. Il n'en a pas éprouvé d'autre ennui.

Plus souvent d'ailleurs, la pression du sang est supérieure à celle du liquide renfermé dans l'appareil, quand l'écoulement arrive à sa fin, c'est-à-dire quand la colonne liquide est réduite à quelques centimètres. Et il n'est pas rare de trouver du sang dans les derniers centimètres

(1) MILIAN, *Société de dermatologie*, séance du 2 février 1911, Bulletin n° 2, p. 85.

du tuyau, on le voit même remonter très loin à travers le liquide, jusqu'à l'index de verre de l'appareil, si on laisse le tuyau faire siphon à sa partie terminale.

Pansement et soins consécutifs. — Quand l'opération est terminée, on lave, à *l'eau bouillie pure* ou au *sérum artificiel* qui reste dans le flacon, *le sang* qui peut souiller le bras. Il ne faut employer ni l'alcool, ni l'éther qui fixent les globules rouges et, par conséquent, empêchent le nettoyage, mais l'eau qui, au contraire, fait éclater les globules et les détruit par conséquent. *La petite plaie* est, au contraire nettoyée à *l'alcool* pour éviter son infection ; on peut même y passer de la *teinture d'iode*, plus efficace encore, puis on entoure le bras d'une feuille de ouate hydrophile aseptique, sans mettre de bande qui gênerait la circulation du bras.

Le malade doit rester au lit le reste de la journée, si l'opération a été faite chez lui, ou bien il doit regagner rapidement son domicile en voiture et se coucher. Il ne doit pas se promener, ni à plus forte raison continuer ce jour-là ses occupations habituelles, sous peine de malaises plus ou moins grands. Moins le sujet se fatigue, moins il a de chances d'être incommodé par la médication. Il ne doit pas non plus manger le soir même, sous peine de s'exposer aux vomissements. Il se contentera de bouillon, de lait ; il prendra des boissons gazeuses, du champagne, de la glace, s'il a quelque tendance nauséeuse, et, le lendemain, il pourra reprendre sa vie normale.

DERNIÈRE RECOMMANDATION. — Les injections intra-veineuses bien faites constituent une thérapeutique idéale, *absolument indolore*, très active mais il ne faut pas en compromettre la réussite par la moindre faute de technique ou de dosage. Et, à ce double point de vue, je terminerai par ces deux recommandations essentielles :

1° *Ne jamais continuer une injection, si l'on suppose que le liquide passe dans le tissu cellulaire*, c'est-à-dire s'il se produit, au voisinage de l'aiguille, une boule indiquant que le liquide injecté s'accumule sous la peau.

Continuer, serait s'exposer à un abcès arsenical du tissu cellulaire, très pénible et qui peut être dangereux.

Il faut retirer l'aiguille et piquer une autre veine.

2° *Ne jamais faire au-dessus de 0^{gr},30 pour première dose à un malade et ne passer à une dose supérieure que si la précédente a été bien supportée. S'abstenir même au cas d'intolérance de la première dose.*

Il faut savoir que la proportion des sujets qui supportent 50 et 60 centigrammes sans inconvénient, est très restreinte.

En se pénétrant de ces principes et en suivant exactement notre technique, on évitera d'une manière certaine tout accident local ou général.

TABLE DES MATIÈRES

15455. — Corbeil. Imprimerie Crété.

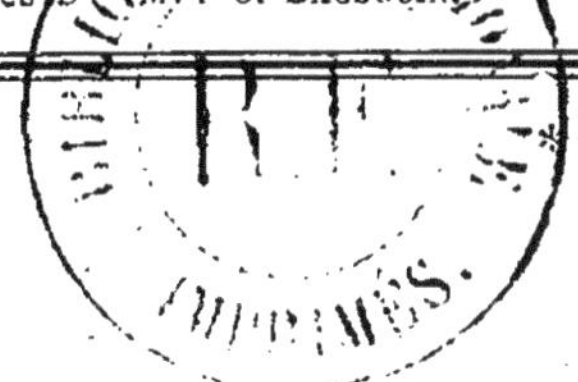

L'Alimentation des Enfants malades, par le Dr Péhu.
La Diàthèse urique, par H. Labbé.
La Radioscopie clinique de l'estomac, par les Drs Cerné et Delaforge.
Les Empoisonnements alimentaires, par le Dr Sacquépée.
Technique de l'Exploration du Tube digestif, par le Dr René Gaultier.
Calculs biliaires et Pancréatites, par le Dr René Gaultier.
Les Dilatations de l'Estomac, par le Dr René Gaultier.
L'Arthritisme, par le Dr Mauban.
Les Courants de haute fréquence, par les Drs Zimmern et Turchini.
Tuberculinothérapie et sérothérapie antituberculeuse, par le Dr Sézary.
L'Odorat et ses troubles, par le Dr Collet, professeur à la Faculté de Lyon.
Le Cloisonnement vésical, par le Dr Cathelin.

Syphilis et Cancer, par le Dr Horand.
Traitement chirurgical des néphrites médicales, par le Pr Pousson.
Le Rein mobile, par le Dr Legueu, agrégé à la Faculté de Paris.
Le Tétanos, par les Drs Courmont et Doyon.
Le Pneumocoque, par le Dr Lippmann.
Chirurgie nerveuse d'urgence, par le Dr Chipault.
Le Canal vagino-péritonéal, par le Dr Villemin.
La Gastrotomie, par le Dr Braquehaye.
Chirurgie des voies biliaires, par le Dr Pauchet.
Chirurgie intestinale d'urgence, par le Dr Mouchet.
La Psychologie du rêve, par Vaschide et Piéron.
La Diphtérie, par les Drs Barbier et Ulmann.
Les Myélites syphilitiques, par le Dr Gilles de la Tourette.

DERNIERS VOLUMES PARUS :

Hygiène de la peau, par J. Nicolas, professeur à la Faculté de médecine de Lyon, et Jambon, chef de clinique. 1911, 1 vol. in-16 de 96 pages, cartonné...................................... 1 fr. 50

Guide pratique du diagnostic de la Syphilis, *sérodiagnostic*, par les Drs P. Gastou et A. Girauld. 1910, 1 vol. in-16 de 96 pages, avec 22 figures, cart................. 1 fr. 50

L'Ultra-Microscope dans le diagnostic clinique et les recherches de laboratoire, par le Dr P. Gastou. 1910, 1 vol. in-16 de 64 pages, avec 25 figures, cartonné...................... 1 fr. 50

Hygiène du visage (cosmétique, esthétique et massage), par le Dr P. Gastou, directeur du laboratoire central de l'hôpital Saint-Louis. 1910, 1 vol. in-16 de 70 p. avec 14 fig., cart. 1 fr. 50

Les Courants de haute fréquence et la d'Arsonvalisation, par le Dr Zimmern, professeur agrégé à la Faculté de médecine de Paris, et S. Turchini. 1910, 1 vol. in-16 de 96 pages avec 22 fig., cart..................................... 1 fr. 50

Les Opsonines et les traitements opsonisants, par le Dr René Gaultier, chef de Clinique de la Faculté de médecine de Paris. 1910, 1 vol. in-16 de 80 pages, avec 9 fig. cart. 1 fr. 50

L'Artériosclérose et son traitement, par A. Gouget, professeur agrégé à la Faculté de médecine de Paris, médecin des hôpitaux. 2e édition, 1912, 1 vol. in-16 de 96 pages, avec 5 figures, cartonné.. 1 fr. 50

Le Traitement de la Constipation, par le Dr FROUSSARD, ancien interne des hôpitaux de Paris. 2e *édition*. 1909. 1 vol. in-16 de 96 pages, cartonné...... **1 fr. 50**

L'auteur, se basant sur les formes cliniques et les causes variées de la constipation, en montre la grande diversité d'origine, le mécanisme variable, et déduit un traitement méthodique et rationnel. Ce petit traité de la constipation répond aux tendances actuelles de la clinique et de la thérapeutique qui a pour but la recherche et la guérison des causes des maladies par l'hygiène plutôt que par les médicaments.

Les Traitements des Entérites, par le Dr M. JOUAUST. 1905. 1 vol. in-16 de 96 pages, cart. **1 fr. 50**

Les régimes alimentaires sont tout d'abord longuement passés en revue.

Viennent ensuite les traitements médicamenteux contre la constipation ou la diarrhée, et contre le spasme et la douleur ; puis les traitements, par les agents physiques (lavages, hydrothérapie, massage, ceinture), enfin le traitement chirurgical. Les chapitres suivants traitent de la psychothérapie, de l'isolement et des cures d'air, puis des stations thermales françaises et étrangères, enfin de l'électrothérapie.

Calculs des Voies biliaires et Pancréatites, par le Dr René GAULTIER, chef de clinique à la Faculté de médecine de Paris. 1908. 1 vol. in-16 de 96 pages, avec 16 fig., cartonné.................................... **1 fr. 50**

L'Arthritisme, ses principales manifestations et son traitement, par le Dr H. MAUBAN, ancien interne des hôpitaux de Paris, médecin consultant à Vichy. 1911, 1 vol. in-16 de 96 pages, cartonné................... **1 fr. 50**

Trachéobronchoscopie et Œsophagoscopie, par le Dr GUISEZ, ancien interne des hôpitaux de Paris, chef des travaux d'oto-rhino-laryngologie à la clinique chirurgicale de l'Hôtel-Dieu. 1905. 1 vol. in-16, 96 pages et 20 figures, cartonné.. **1 fr. 50**

C'est une méthode toute nouvelle qui fera bientôt partie de la pratique journalière du praticien. Il était donc nécessaire d'exposer sa technique et ses résultats. Nul n'était mieux désigné pour cela que le Dr Guisez.

La Démence précoce, par le Dr G. DENY, médecin de la Salpêtrière et P. ROY, interne des hôpitaux de Paris. 1 vol. in-16 de 96 pages, avec 11 photographies, cartonné. **1 fr. 50**

MM. Deny et Roy croient que, malgré le polymorphisme de ses symptômes, la démence précoce constitue une affection autonome, à évolution spéciale, qui doit être détachée du bloc des psychoses de *dégénérescence*.

Les Folies intermittentes. La Folie maniaque dépressive, par le Dr G. DENY, et P. CAMUS, interne des hôpitaux de Paris. 1907. 1 vol. in-16, 96 pages, avec fig., cartonné....... .... **1 fr. 50**

L'Ionothérapie électrique, par Louis Delherm,

ancien interne des hôpitaux de Paris, et A. Laquerrière, lauréat de l'Académie de médecine. 1908. 1 vol. in-16 de 96 pages, avec 11 figures, cartonné.................. **1 fr. 50**

L'introduction d'un médicament à travers la peau grâce au courant électrique a, dans ces derniers temps, attiré l'attention du grand public médical.

Le petit livre de MM. Delherm et Laquerrière a pour but d'exposer aussi simplement que possible quels sont les phénomènes chimiques et physiques qui rendent compte de cette pénétration, de présenter la technique et les résultats des tentatives thérapeutiques effectuées actuellement, de discuter et d'interpréter ces résultats.

Les Rayons de Röntgen et le Diagnostic de la Tuberculose, par le Dr A. Béclère, médecin

de l'hôpital Saint-Antoine. 1899. 1 vol. in-16, 96 pages et 9 figures, cartonné............................... **1 fr. 50**

Les Rayons de Röntgen et le Diagnostic des affections thoraciques non tuberculeuses,

par A. Béclère, médecin de l'hôpital Saint-Antoine. 1901. 1 vol. in-16, 96 pages, 10 figures, cartonné........... **1 fr. 50**

Les Rayons de Röntgen et le Diagnostic des maladies internes, par le Dr A. Béclère,

médecin de l'hôpital Saint-Antoine. 1904. 1 vol. in-16, 96 pages, et figures, cartonné....................... **1 fr. 50**

« L'emploi des rayons de Röntgen, qui rendait au chirurgien de si grands services, est devenu tout aussi précieux pour le médecin. »

L'emploi médical des rayons de Röntgen comme instrument de diagnostic s'applique soit au squelette et aux autres éléments de l'appareil locomoteur, soit aux organes splanchniques.

Aux diverses cavités splanchniques, aux cavités cranienne, rachidienne, thoracique et abdominale, correspondent autant de divisions d'une importance très inégale et qui ne relèvent pas de la même technique.

La Fulguration, son rôle et ses effets en thérapeutique, par le Dr Zimmern, professeur agrégé

à la Faculté de médecine de Paris. 1909, 1 vol. in-16, 96 pages avec 6 figures, cartonné....................... **1 fr. 50**

Ce qu'est la fulguration, comment elle se pratique, ce qu'on peut en attendre, son rôle et ses effets, dans le traitement des cancers et des plaies atônes, voilà ce que l'on trouvera clairement exposé dans cette nouvelle actualité.

Les Traitements du Goître exophtalmique,

par les Drs SAINTON, ancien chef de clinique de la Faculté de médecine de Paris et DELHERM. Préface de M. le professeur GILBERT BALLET. 1908. 1 vol. in-16, 96 pages, cartonné **1 fr. 50**

Les Drs SAINTON et DELHERM passent en revue tous les traitements tant médicaux que physiothérapiques ou chirurgicaux actuellement mis en œuvre pour le goître exophtalmique. Ils critiquent la valeur de chacun et exposent leurs indications et contre-indications.

Le Cloisonnement vésical et la division des urines.

Applications au diagnostic des lésions rénales, par le Dr CATHELIN, chef de clinique à la Faculté de médecine de Paris. 1903. 1 vol. in-16 de 96 p., avec 23 fig., cart. **1 fr. 50**

Moustiques et Fièvre jaune, par A. CHANTEMESSE,

professeur d'hygiène à la Faculté de médecine de Paris, et F. BOREL, directeur de la 2e Circonscription sanitaire maritime. 1906. 1 vol. in-16 de 96 pages, avec fig., cart.. **1 fr. 50**

La fièvre jaune provient de la piqûre du *Stegomya fasciata* : elle ne peut s'étendre que là où il existe et trouve des conditions favorables à son développement. A l'aide de ces données très simples, les auteurs ont indiqué les mesures prophylactiques à prendre pour se préserver de toute contagion.

Mouches et Choléra, par CHANTEMESSE, professeur à

la Faculté de médecine de Paris, inspecteur général des services sanitaires, et BOREL, directeur de la 2e Circonscription sanitaire maritime. 1906. 1 vol. in-16 de 96 pages, avec carte et graphique, cartonné..... .... **1 fr. 50**

Le choléra est en Europe. Il est donc tout d'actualité d'indiquer comment se fait la marche de l'épidémie et quelles sont les mesures prophylactiques qui peuvent permettre de se préserver de la contagion.

Voici les principaux chapitres : Les grandes incursions du choléra indien. — Le choléra de 1899 à 1905. — Les modes d'extension du choléra indien. — Mouches et choléra. — Prophylaxie du choléra (internationale, nationale, urbaine, individuelle, autour du malade).— Le passé et l'avenir national du choléra.

Les Enfants retardataires (*arrêts de la croissance*

et troubles du développement), par le Dr E. APERT, médecin des hôpitaux de Paris. 1902. 1 vol. in-16 de 96 pages, avec figures, cartonné................................. ...... **1 fr. 50**

Le Dr APERT passe en revue les différents types nosologiques qui peuvent résulter des arrêts de développement ; il montre l'utilité de l'étude anthropométrique et radiographique de ces sujets au point de vue du pronostic : enfin, il donne la conclusion pratique et fournit au médecin les éléments d'une thérapeutique rationnelle.

ENVOI FRANCO CONTRE UN MANDAT SUR LA POSTE

Les Médications reconstituantes. La Médication phosphorée (*Glycérophosphates, Lécithines, Nucléines*), par Henri LABBÉ, chef de laboratoire à la Faculté de médecine de Paris. 1904. 1 vol. in-16 de 96 p., cart. 1 fr. 50

L'exposé des applications thérapeutiques des substances phosphorées est aussi complet que l'a permis l'état actuel des connaissances. Un chapitre rappelle la posologie générale de toute la médication phosphorée. Le praticien et le pharmacien y trouveront d'utiles renseignements, leur permettant de reconnaître la falsification ou la fraude, si fréquentes dans la préparation de ces composés.

La Diathèse urique, par Henri LABBÉ. 1908. 1 vol. in-16, 96 pages, cartonné...................... 1 fr. 50

La Médication surrénale, par les Drs R. OPPENHEIM et M. LŒPER, agrégé à la Faculté de médecine de Paris. 1904. 1 vol. in-16 de 96 pages, cart..................... 1 fr. 50

Les auteurs étudient successivement : les Extraits capsulaires dans la médecine expérimentale ; la Posologie ; la Médication cardio-tonique ; la Médication hémostatique et antiphlogistique ; la Médication anesthésique ; la Médication surrénale dans les maladies nerveuses et les maladies de la nutrition ; la Médication surrénale dans les maladies infectieuses et dans les intoxications ; la Médication surrénale dans la maladie d'Addison.

Les Médications préventives ; Sérothérapie et Bactériothérapie, par le Dr NATTAN-LARRIER, chef de clinique à la Faculté de médecine de Paris. 1905. 1 vol. in-16, 96 pages, cartonné.... .... 1 fr. 50

La bactériothérapie et la sérothérapie permettent de mettre en pratique le précepte : « Prévenir est plus facile que guérir. »

L'habitude d'employer les injections préventives pour éviter la diphtérie, le tétanos, le choléra, les infections à streptocoque, la peste, la fièvre jaune se répand chaque jour davantage.

Le Traitement de la Surdité, *Prophylaxie et Hygiène*, par le Dr CHAVANNE, médecin de la clinique oto-rhino-laryngologique de l'hôpital Saint-Joseph de Lyon. 1905. 1 vol. in-16 de 96 pages, cartonné.......... 1 fr. 50

Il arrive bien souvent que l'on ne s'inquiète de la surdité qu'à un moment où elle est devenue incurable. Le nombre des sourds diminuerait si on soignait au début les affections dont l'évolution amène ou prépare la surdité. Le Dr CHAVANNE fait un exposé très clair et très pratique où le médecin praticien trouvera des indications utiles qui lui permettront de rendre souvent service à ses malades.

Le Tétanos,

par les Drs J. COURMONT et M. DOYON, professeur et professeur agrégé à la Faculté de médecine de Lyon. 1899. 1 vol. in-16, 96 pages, avec figures, cart.. **1 fr. 50**

Les auteurs étudient le *poison tétanique*, le *tétanos expérimental par injection de toxine tétanique*, le *mode d'action de la toxine*, la *localisation des effets de la toxine*, les *lésions nerveuses chez les tétaniques*.

Un chapitre est consacré au diagnostic et au pronostic, et l'ouvrage se termine par le traitement au sérum antitétanique.

« Il y a dix ans, disent les auteurs, en terminant, aucune ligne de ce livre n'aurait pu être écrite. »

« Combien d'idées nouvelles et de faits intéressants sont exposés dans le livre de MM. Courmont et Doyon. L'ouvrage est écrit d'une façon claire et attachante. Nous ne saurions trop en recommander la lecture à ceux qui s'intéressent aux conquêtes de la science moderne. » (*La Presse médicale.*)

Le Rhumatisme articulaire aigu en *bactériologie*,

par les Drs H. TRIBOULET, médecin des hôpitaux de Paris, et A. COYON, ancien interne des hôpitaux. 1900. 1 vol. in-16, 96 pages, avec figures, cartonné........... **1 fr. 50**

L'infection secondaire est vraisemblablement la seule raison d'être des différences cliniques qui s'observent dans l'évolution des polyarthrites fébriles aiguës, à début souvent identique. Cette infection, la bactériologie la révèle par la présence de germes variés : bacille d'Achalme, diplococcus et quelquefois staphylocoques qui font les complications viscérales. Les auteurs attirent l'attention sur un diplococcus, hôte du tractus gastro-intestinal, qui peut passer dans le sang et donner lieu à des phénomènes de septicémie, parmi lesquels l'endocardite dite rhumatismale.

Le Pneumocoque,

par LIPPMANN, interne des hôpitaux de Paris. Introduction par le Dr DUFLOCQ, médecin des hôpitaux de Paris. 1900. 1 vol. in-16, 96 p. et fig., cart. **1 fr. 50**

Tuberculinothérapie et Sérothérapie antituberculeuse,

par le Dr SÉZARY, chef de clinique adjoint de la Faculté de médecine de Paris, médecin du dispensaire antituberculeux de l'hôpital Laennec. 1912, 1 vol. in-16 de 96 pages, cartonné....................... **1 fr. 50**

Les Oxydations de l'Organisme (oxydases),

par E. ENRIQUEZ et J.-A. SICARD, médecins des hôpitaux de Paris. 1902. 1 vol. in-16, 96 pages, cartonné...... **1 fr. 50**

Après quelques généralités sur les ferments solubles et sur l'importance des ferments oxydants, les auteurs exposent les méthodes employées pour la recherche de ces ferments oxydants, directs et indirects. Puis, ils indiquent la recherche des oxydases dans les tissus et les humeurs de l'homme, par les réactifs colorants, et surtout au moyen de l'aldéhyde salicylique et de la mensuration des gaz absorbés et produits.

Les États neurasthéniques, *diagnostic, traitement*, par le Dr André Riche, médecin adjoint de l'hospice de Bicêtre. 1908. 1 vol. in-16, 96 p., cart............ 1 fr. 50

Le volume de M. André Riche, « Les États neurasthéniques », est une mise au point très intéressante et très soignée de cette question toute d'actualité : *la Neurasthénie* ; « de cette nouvelle venue dont le nom de plus en plus compréhensif sert trop souvent à masquer des erreurs de diagnostic. La neurasthénie n'est pas une maladie, une entité morbide, c'est un état ou plutôt une réunion d'états qu'il faut savoir différencier. »

Élève de Gilles de la Tourette, André Riche a fait œuvre originale, tout en profitant des idées chères à son maître.

Le traitement y tient une place importante ; tous les procédés modernes sont passés en revue.

Les Myélites syphilitiques, *formes cliniques et traitement*, par Gilles de la Tourette, agrégé à la Faculté de Paris. 1899. 1 vol. in-16, 92 pages, cartonné..... 1 fr. 50

Le Traitement pratique de l'Epilepsie, par Gilles de la Tourette. 1901. 1 vol. in-16, 96 p., cart. 1 fr. 50

Les Névralgies et leur traitement, par les Drs Fernand Lévy et Baudouin, anciens internes des hôpitaux. 1909, 1 vol. in-16 de 96 pages et figures, cartonné. 1 fr. 50

Voici les divisions de cette intéressante actualité où l'on trouvera les nouveaux traitements des névralgies faciales par les injections d'alcool.

Traitement des névralgies en général. — Thérapeutique étiologique et symptomatique (Révulsion. Massage. Électricité. Traitements chirurgicaux. Injections). — *Traitement des névralgies en particulier.* — Névralgie faciale. Névralgie sciatique. Névralgies du plexus cervical et du plexus brachial. Névralgies intercostales. Névralgies du plexus lombaire et du sympathique.

Les Thérapeutiques récentes dans les maladies nerveuses, par les Drs Lannois, professeur agrégé et Porot, chef de clinique à la Faculté de médecine de Lyon. 1907, 1 vol. in-16 de 96 pages, cartonné. 1 fr. 50

Voici un aperçu des matières traitées :

I. Les thérapeutiques rachidiennes. Ponction lombaire évacuatrice. Injections sous-arachnoïdiennes. Injections épidurales.

II. La rééducation et le traitement des tics.

III. Les injections mercurielles dans la syphilis nerveuse.

IV. Le traitement arsenical de la chorée.

V. Les injections gazeuses dans les névralgies et les névrites.

VI. Thérapeutiques chirurgicales récentes.

La Syphilis de la moelle, par A. Gilbert, professeur à la Faculté de médecine de Paris, membre de l'Académie de médecine et G. Lion, médecin de l'hôpital de la Pitié. 1908. 1 vol. in-16, 96 pages, cartonné...... .... 1 fr. 50

Le Cytodiagnostic, les méthodes d'examen des sérosités pathologiques et du liquide céphalo-rachidien, par le Dr Marcel LABBÉ, agr. à la Fac. de méd. de Paris, médecin de l'hôp. de la Charité. 2e *édit.* 1912. 1 v. in-16, 96 p., cart. **1 fr. 50**

L'examen des sérosités pathologiques a fait, dans ces dernières années, de très grands progrès. Les précautions antiseptiques ont rendu inoffensives les *ponctions exploratrices* faites dans les séreuses, de sorte que ces interventions sont aujourd'hui pratiquées non plus seulement dans un but thérapeutique, mais dans une intention diagnostique.

La *ponction lombaire* a, au point de vue diagnostique, une grande valeur en permettant d'étudier chez l'individu vivant les infections et les réactions organiques qui se passent au sein du système nerveux. Après avoir traité de l'examen des sérosités pathologiques, M. Labbé expose la technique et les résultats de l'examen du liquide céphalo-rachidien obtenu par ponction lombaire.

Le Sang, par le Dr Marcel LABBÉ, agr. de la Fac. de méd. de Paris. 2e *édit.* 1911. 1 vol. in-16 de 96 p. et fig., cart. **1 fr. 50**

M. Labbé expose l'orientation nouvelle donnée aux recherches et aux études sur le sang ; les principes de la technique qui a présidé à ces recherches ; enfin, les résultats généraux obtenus.

Voici les trois grandes divisions du livre : 1º Importance du rôle que joue dans l'organisme le sang. 2º Composition du sang. Équilibre physiologique de cette composition. Modifications apportées à cet équilibre par les états pathologiques. 3º Processus qui président à la naissance et à la mort du sang.

La Protection de la Santé publique. *Loi et Commentaires de la Loi et des Règlements d'administration,* par le Dr MOSNY, médecin des hôpitaux de Paris. 1904. 1 vol. in-16 de 96 pages, cart. .... **1 fr. 50**

L'auteur étudie tour à tour : 1º Le règlement sanitaire communal ; 2º l'assainissement communal ; 3º la salubrité des immeubles ; 4º la prophylaxie des maladies transmissibles ; 5º l'administration sanitaire.

Les Accidents du Travail. *Guide du médecin,* par Georges BROUARDEL, médecin des hôpitaux de Paris, médecin-expert près le tribunal de la Seine. 2e *édition,* 1907. 1 vol. in-16 de 96 pages, cart... .... **1 fr. 50**

Depuis la première édition de cet ouvrage, la loi sur les accidents du travail a subi des modifications qui ont nécessité une refonte complète de l'ouvrage. Cette loi nécessite, en nombre de cas, l'intervention du médecin ; il était donc utile de réunir d'une part l'exposé même de la loi, et d'autre part l'étude des faits qui demandent une appréciation médicale.

La Psychologie du Rêve *au point de vue médical,* par N. VASCHIDE, chef des travaux du laboratoire de psychologie expérimentale des Hautes-Études, et H. PIÉRON. 1902. 1 vol. in-16 de 96 pages, cart..................... **1 fr. 50**

Il y a dans le rêve une source précieuse de renseignements sur notre état psychologique et sur notre état physiologique le plus intense : il faut que le médecin s'habitue à cette investigation comme aux autres.

Diagnostic de l'Appendicite, par le Dr M. AUVRAY,
agrégé à la Faculté de Paris, chirurgien des hôpitaux. 1904.
1 vol. in-16 de 96 pages, cartonné.............. **1 fr. 50**

On s'est moins préoccupé dans ces dernières années du diagnostic de l'appendicite que de son traitement, malgré tout l'intérêt qui s'attache à cette question clinique trop négligée dans la plupart des livres classiques. À lire nombre d'auteurs, il semblerait en effet que le diagnostic de l'appendicite ne présente pas de sérieuses difficultés, et cependant il suffit de parcourir les bulletins de nos sociétés savantes pour voir combien d'erreurs pourraient être relevées, qui ont été commises par des cliniciens du plus grand mérite.

Chirurgie intestinale d'urgence, par le
Dr A. MOUCHET, chef de clinique à la Faculté de médecine de Paris. 1903. 1 vol. in-16, 96 pages et 23 fig., cart. **1 fr. 50**

L'auteur passe successivement en revue les contusions et les plaies de l'abdomen, l'occlusion intestinale, l'appendicite, l'imperforation anorectale, l'étranglement hémorroïdaire, les hernies étranglées et les hernies gangrenées. — Pour chaque maladie, les indications opératoires sont tout d'abord exposées avec précision et clarté. Puis la technique opératoire est décrite, d'après les travaux les plus récents, et illustrée de nombreuses figures originales intercalées dans le texte.

Chirurgie nerveuse d'urgence, par le Dr A. CHIPAULT. 1904. 1 vol. in-16 de 96 pages, cart........ **1 fr. 50**

Chirurgie de diagnostics patients d'interventions longuement calculées dans la plupart des cas, la chirurgie du système nerveux n'en doit pas moins être parfois une chirurgie d'urgence, c'est-à-dire une chirurgie dont les indications demandent à être saisies et remplies par tous.

Le volume de M. Chipault a pour but de délimiter le domaine dans lequel doit s'exercer cette action hâtive, et de l'y guider ; c'est une étude claire et pratique.

Le Canal vagino-péritonéal, *Diagnostic et traitement de la hernie inguinale et des hydrocèles congénitales, de l'ectopie testiculaire*, par le Dr P. VILLEMIN, chirurgien des hôpitaux de Paris. 1904. 1 vol. in-16 de 96 pages, 17 figures, cartonné................................... **1 fr. 50**

La Gastrotomie, par le Dr J. BRAQUEHAYE, agrégé à la Faculté de Bordeaux, chirurgien de l'hôpital de Tunis. 1900, 1 vol. in-16 de 96 pages et figures, cartonné..... **1 fr. 50**

Chirurgie des Voies biliaires, par le Dr PAUCHET,
chirurgien des hôpitaux d'Amiens. 1900. 1 vol. in-16 de 96 pages, avec figures, cartonné............. **1 fr. 50**

Qu'il s'agisse de faire disparaître des accès répétés de coliques hépatiques, de lever un obstacle au cours de la bile chez un sujet ictérique, ou de drainer la vésicule chez un malade atteint d'une affection de l'arbre biliaire, les indications opératoires sont multiples.

La Radioscopie clinique de l'Estomac normal et pathologique,

par le Dr CERNÉ, professeur de clinique chirurgicale à l'Ecole de médecine de Rouen et le Dr DELAFORGE, ancien chef de clinique à l'Ecole de médecine de Rouen. 1908, 1 vol. in-16 de 96 pages, avec 21 fig., cartonné.. **1 fr. 50**

Ce volume est le premier *Manuel* de radioscopie de l'estomac.

Les auteurs décrivent minutieusement le *modus faciendi* de la méthode nouvelle, et font passer sous les yeux du lecteur tous les phénomènes qui se déroulent sur l'écran fluorescent dans l'examen de l'estomac sain ou malade. Ils ont, d'ailleurs, fait œuvre toute personnelle et leur interprétation des faits est souvent originale.

Un grand nombre de dessins établis sur un schéma squelettique soigneusement étudié donnent au texte une très grande précision.

Ce Manuel est indispensable, non seulement aux radiologistes, mais à tous les médecins soucieux de connaître les progrès considérables apportés par la radioscopie à l'anatomie et à la physiologie normales et pathologiques de l'estomac.

Technique de l'Exploration du Tube digestif,

par le Dr GAULTIER, chef de clinique à la Faculté de médecine de Paris. 1905, 1 vol. in-16 de 96 p., avec 13 fig., cart. **1 fr. 50**

On trouvera dans cette *Actualité* les *méthodes d'exploration clinique* de l'estomac et de l'intestin, les *méthodes de laboratoire* relatives à l'exploration des maladies du tube digestif, c'est-à-dire l'*analyse du suc gastrique* et l'*examen des fèces*. Le premier est de pratique courante.

Le second, la *coprologie clinique*, branche d'une science pour ainsi dire nouvelle en France, a acquis une importance suffisante pour qu'on ait le droit de lui donner la place qu'elle mérite à côté des autres méthodes scientifiques qui viennent en aide au diagnostic.

Les Dilatations de l'Estomac, *Sémiologie et Thérapeutique des distensions gastriques*,

par le Dr René GAULTIER. 1909, 1 vol. in-16 de 96 p. et 12 fig., cart..... **1 fr. 50**

Ce travail s'appuie sur les nouvelles méthodes d'examen, et en particulier sur la radioscopie et l'examen des fèces, sur les nouvelles méthodes de traitement. Il fait une place aux distensions secondaires de l'estomac consécutives au spasme pylorique.

Les Empoisonnements alimentaires, par le

Dr SACQUÉPÉE, professeur agrégé à l'Ecole du Val-de-Grâce. 1909, 1 vol. in-16 de 96 pages, cartonné......... **1 fr. 50**

Tous les empoisonnements alimentaires ou à peu près sont d'origine microbienne. L'auteur étudie les *salmonelloses* (empoisonnements par les viandes fraîches, les viandes conservées, les viandes travaillées, saucisses, patés, les gateaux à la crême, les conserves) ; puis les *empoisonnements par le proteus* (viandes avariées et pommes de terre) ; les *empoisonnements dûs au coli-bacille, à l'entérocoque,* etc., enfin les *accidents du botulisme*. Il termine par l'exposé de la conduite à tenir en cas d'expertise et par la prophylaxie.

La Cure de Déchloruration dans le Mal de Bright
et dans quelques maladies hydropigènes, par le Dr Fernand
WIDAL, professeur à la Faculté de médecine de Paris,
médecin de l'hôpital Cochin, et le Dr Adolphe JAVAL.
2e *édition* 1912. 1 vol. in-16 de 96 pages, cart..... **1 fr. 50**

Les Drs Widal et Javal exposent les principes et les applications de
la cure de déchloruration dont ils ont été les promoteurs. Cette méthode
diététique qui a pour base la restriction des chlorures alimentaires est
aujourd'hui d'une application courante.

En dehors du Mal de Bright, les régimes hypochlorés ont trouvé leur
application dans les cardiopathies, les ascites, les phlébites, les dermatites.

La pratique de la cure de déchloruration exige des notions préalables
sur les besoins de l'organisme en sel, sur l'équilibre chloré et les rapports
entre la chloruration et l'hydratation, sur l'imperméabilité rénale relative
pour les chlorures, sur la nature des accidents relevant de la rétention
chlorurée.

La Diphtérie, *Bactériologie et Clinique, Prophylaxie et
Traitement*, par les Drs H. BARBIER, médecin de l'hôpital
Hérold, et G. ULMANN, ancien interne des hôpitaux de Paris.
1899. 1 vol. in-16, 96 pages, 7 figures, cart... ... **1 fr. 50**

Les Maladies du Cuir chevelu, *Prophylaxie et Trai_
tement*, par le Dr GASTOU, assistant à l'hôpital Saint-Louis.
2e *édition*. 1907, 1 vol. in-16 de 96 p., 19 fig., cart. **1 fr. 50**

Le but de ce livre est de donner un aperçu des maladies du cuir chevelu, d'en donner l'hygiène, la prophylaxie et le traitement, en basant
sur les données scientifiques cette étude pratique. Un formulaire cosmétique (lotions et frictions, pommades, huiles, brillantines, teintures)
complète l'ouvrage. La pelade, les teignes, certaines folliculites pyo-
gènes peuvent être transmissibles et créer des épidémies. Leur connaissance doit être vulgarisée dans l'intérêt de la prophylaxie sociale.

Traitement de la Syphilis, par le Dr EMERY, ancien
chef de clinique de la Faculté de Paris. Préface de M. le professeur FOURNIER. 2e *édition*. 1905. 1 vol. in-16, 96 pages,
cart.. **1 fr. 50**

Voici le titre des principaux chapitres : Hygiène du syphilitique. —
Traitement mercuriel : action préventive, accidents et inconvénients ;
modes d'administration (frictions, méthodes cutanées, accessoires, ingestion,
injections), avantages et inconvénients, mode d'administration. — Traitement ioduré : traitement des manifestations cutanées et muqueuses.

L'Alimentation des Enfants malades, par
le Dr PÉHU, médecin des hôpitaux de Lyon. 1908. 1 vol. in-16,
96 pages, cartonné.................................. **1 fr. 50**

Voici un ouvrage de la plus grande utilité, très pratique, où l'on trouvera clairement exposés tous les régimes alimentaires qui peuvent con-
venir aux enfants, avec leurs indications et des conseils pratiques pour
leur emploi.

Les Rayons N et les Rayons N', par le Dr BOR-
DIER, professeur agrégé à la Faculté de médecine de Lyon.
1905. 1 vol. in-16 de 95 pages et 16 figures, cart.. **1 fr. 50**

Les découvertes de MM. Blondlot et Charpentier passionnent les esprits ;
or, jusqu'à présent, ce n'est que dans les journaux ou dans des articles
peu détaillés qu'ont dû puiser ceux qu'intéresse cette question.

M. Bordier a rassemblé dans cette *Actualité médicale* tout ce qui a été
publié sur les rayons N ; il l'a ordonné avec la clarté, la précision et la
compétence dont il a déjà fait preuve dans ses autres publications.

Traitement chirurgical des Néphrites médicales, par le Dr A. POUSSON, professeur agrégé à la
Faculté de médecine de Bordeaux. 1904. 1 vol. in-16 de
96 pages, cartonné.......................... **1 fr. 50**

Le traitement chirurgical des néphrites médicales a tout d'abord provoqué la méfiance des médecins ; cependant les résultats obtenus dans
les néphrites infectieuses aiguës et dans les néphrites chroniques ont fini
par forcer leur attention ; cette question a suscité dans ces derniers temps
des expériences fort intéressantes et soulevé des discussions de la part des
cliniciens les plus compétents.

Radiothérapie et Photothérapie, par le
Dr L. RÉGNIER, chef du Laboratoire d'électrothérapie de
l'hôpital de La Charité. 1902. 1 vol. in-16 de 96 pages et
fig., cartonné............................. **1 fr. 50**

Le Dr Régnier étudie l'héliothérapie et l'électro-photothérapie ; il décrit
les appareils inventés pour les bains de lumière artificielle et leurs effets
physiologiques. Puis il passe aux indications thérapeutiques de la photothérapie et de la radiothérapie. Il termine par l'étude de la radiothérapie.

La Mécanothérapie, *Application du mouvement à
la Cure des maladies*, par le Dr L.-R. RÉGNIER. 1901. 1 vol.
in-16, de 92 pages avec figures, cartonné......... **1 fr. 50**

L'auteur passe d'abord en revue les appareils employés : appareils à
mouvements actifs et à mouvements passifs, appareils électriques pour le
massage vibratoire et appareils d'orthopédie. Puis il fait connaître les
effets thérapeutiques de la mécanothérapie, ses indications et ses contre-
indications dans les diverses maladies.

Le Rein mobile, par le Dr F. LEGUEU, professeur agrégé
à la Faculté de médecine de Paris. 1 vol. in-16 de 96 pages
avec figures, cartonné...................... **1 fr. 50**

Le Dr Legueu passe en revue les sujets suivants :

Le rein mobile et les éléments de fixation du rein. Les lésions. Les
causes. Clinique. Diagnostic. Complications : appendicite, hématurie,
néoplasme, tuberculose, hydronéphrose, etc.

Le traitement du rein mobile forme la partie principale du volume.
Après quelques pages sur le bandage et le massage, le Dr Legueu étudie
l'opération de la néphrorraphie. Il décrit le procédé modifié de Guyon,
auquel il a recours, puis les suites opératoires. Il termine par l'étude du
rein mobile compliqué.

Les Auto-Intoxications de la Grossesse,

par le Dr BOUFFE DE SAINT-BLAISE, accoucheur des hôpitaux de Paris. 1899. 1 vol. in-16, 96 pages, cartonné.... **1 fr. 50**

M. BOUFFE de Saint-Blaise s'inspirant des idées de son maître, M. PINARD, pense que, pendant la grossesse, la femme doit avoir à lutter d'une façon particulière, l'équilibre de ses fonctions pouvant se rompre plus aisément. Il attribue à une intoxication spéciale à la grossesse certains troubles, de même que les accès éclamptiques.

Les Médications nouvelles en Obstétrique,

par le Dr G. KEIM, ancien interne des hôpitaux de Paris. 1908. 1 vol. in-18 de 84 pages, cart...................... **1 fr. 50**

Sucre en obstétrique; opothérapie placentaire; opothérapie de la phlegmatia alba dolens, sérum leucocygène; déchloruration dans la phlegmatia, collargol; eau oxygénée, anesthésie rachidienne, etc.

Liqueur de Labarraque, iode en applications locales, pansement glacé dans les infections mammaires.

Cancer et Tuberculose, par le Dr H. CLAUDE, mé-

decin des hôpitaux. 1900. 1 vol. in-16, 96 pages et figures, cartonné.................................. **1 fr. 50**

Syphilis et Cancer, par le Dr René HORAND. 1908.

1 vol. in-16, 96 pages et 10 fig., cart............. **1 fr. 50**

Les Albuminuries curables, par le Dr TEISSIER,

professeur à la Faculté de Lyon, corresp. de l'Académie de médecine. 1905. 1 vol. in-16, 96 p., cart........... **1 fr. 50**

A quoi peut-on reconnaître la curabilité d'une albuminurie? Dans quelles conditions cette curabilité peut-elle s'obtenir et dans quelles limites est-on en droit de l'espérer? Telles sont les questions que M. TEISSIER résout. Il passe en revue les albuminuries fonctionnelles ou organiques, sans lésion déterminée du rein, puis les albuminuries rénales.

Les Régénérations d'organes, par le Dr P. CAR-

NOT, docteur ès sciences, agrégé à la Faculté de médecine de Paris. 1899. 1 vol. in-16, 96 pages, 14 fig., cart.... **1 fr. 50**

Après avoir distingué la *régénération physiologique* de la *régénération accidentelle* ou *traumatique* et de la *régénération pathologique*, l'auteur expose le *mécanisme de la régénération* et le *processus de régénération* des tissus. L'auteur a toujours en vue les applications thérapeutiques.

L'Obésité et son traitement, par le Dr P. LE NOIR,

médecin de l'hôpital Saint-Antoine. 1907. 1 vol. in-16 de 96 pages, cartonné.............................. **1 fr. 50**

Voici un aperçu des matières contenues dans ce petit volume: Symptômes et formes cliniques. — Étiologie. — Pathogénie. — Comment on devient obèse. — Traitement. — Régime alimentaire. — Régimes réduisant les aliments. — Régimes réduisant les boissons. — Cures de terrain et exercices. — Traitement médicamenteux. — Purgatifs. — Alcalins. — Cure thermale. — Médication iodée et thyroïdienne.

Le Rachitisme et sa pathogénie, par le professeur A.-B. MARFAN, médecin de l'hôpital des Enfants-Malades. 1911, 1 vol. in-16 de 93 pages. Cartonné. **1 fr. 50**

Le rachitisme est une affection de l'enfance caractérisée par du gonflement, des déformations et du ramollissement des os.

Ce travail très original du savant médecin de l'hôpital des Enfants-Malades, en sus de son utilité immédiate pour la pratique médicale, sera très certainement l'origine de nouvelles investigations et marquera une étape nouvelle dans la médecine infantile.

Le Rhume des Foins, par le Dr GAREL, médecin des hôpitaux de Lyon. 1899. 1 vol. in-16, 96 pages, cart. **1 fr. 50**

L'Odorat et ses Troubles, par le Dr COLLET, professeur agrégé à la Faculté de Lyon, médecin des hôpitaux. 1904. 1 vol. in-16 de 96 pages et fig., cart......... **1 fr. 50**

L'odorat et les odeurs n'intéressaient que quelques naturalistes ou quelques médecins chercheurs : il n'en est plus de même aujourd'hui.

L'étude des organes des sens est toujours pleine d'attraits, à cause de la multiplicité des points de vue qu'elle découvre : le physiologiste, le psychologue, le neurologiste, le pathologiste, l'aliéniste y trouvent des problèmes. L'olfaction ne fait pas exception à cette règle.

Voici les principaux chapitres :

L'appareil nerveux de l'olfaction. — Les odeurs. — L'olfaction normale. — Mesure de l'odorat. — L'anosmie en général. — Classification des anosmies. — Hyperosmie et Parosmie. — Névrose de l'odorat. — Traitement.

Thérapeutique oculaire, *nouvelles médications, opérations nouvelles*, par le Dr F. TERRIEN, ophtalmologiste des hôpitaux de Paris. 1899. 1 vol. in-16, 96 pages et 12 figures, cart... **1 fr. 50**

Parmi les médications nouvelles, l'auteur étudie les collyres huileux, les injections d'huile biiodurée dans la syphilis oculaire, le protargol, le bleu de méthylène, l'ichtyol et le traitement des blépharites sèches.

Les opérations nouvelles dont il donne le manuel opératoire, les indications et les résultats sont nombreuses :

Extraction des corps étrangers intra-oculaires. — Ablation de la glande lacrymale dans le larmoiement chronique. — Glaucome chronique simple. — Extraction totale de la cataracte secondaire. — Traitement de la myopie par l'extraction du cristallin transparent. — Manuel opératoire du strabisme. — Nouvelle opération du ptosis. — Opérations conservatrices.

La Fatigue oculaire et le Surmenage visuel, par le Dr Louis DOR, chef de laboratoire à la Faculté de médecine de Lyon. 1900. 1 vol. in-16, 94 pages, cartonné. **1 fr. 50**

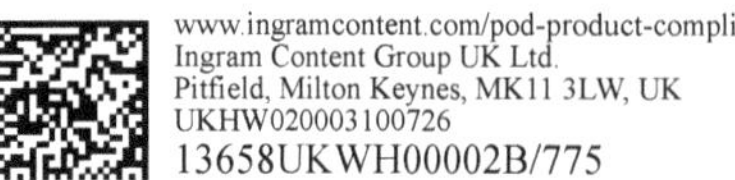

www.ingramcontent.com/pod-product-compliance
Ingram Content Group UK Ltd.
Pitfield, Milton Keynes, MK11 3LW, UK
UKHW020003100726
13658UKWH00002B/775